岩田健太郎
Iwata Kentaro

麻疹（はしか）が流行する国で新型インフルエンザは防げるのか

亜紀書房

PREFACE はじめに

女性（男性）はどこか謎めいたところがあるほうがいい、とたいていの男（女）は思います。少なくとも、私はそう思う。ミステリアスなものに惹かれるのは、人間の性（さが）なのか、私が感染症医になったのも、そのわかりにくさに惹かれたからです。感染症には得体の知れないところがあって、付き合うほどに深入りするようになりました。

なぜ、感染症は得体が知れないのでしょうか。まず、感染症の原因である微生物（ばい菌とか、です）は目に見えません。目に見えないから、どこから入ってきたのかもよくわからない。

微生物は体の中から突然出現したりはしません。どこかからやってくるのです。これを最初に発見したのは、微生物学の開祖の一人、フランスのパスツールという学者でした。肺炎を起こす微生物は突然肺に出現（発生）することはなく、大抵は鼻とか口から入ってきます。梅毒菌はセックスの際にペニスから膣へ、あるいはその逆に入ってきます。足にキズがあったりすると、そこから怖いばい菌、たとえば破傷風菌が入ってきます。破傷風は、こんなふうにしてキズのある人に起きる病気です。

たとえ、微生物が体に入っても病気になるとは限りません。はしかになったことのない人がはしかのウイルスを吸い込むと、ほぼ全例、はしかという病気になります。でも、同じように結核菌を吸い込んでも、九割方の人は何も病気を起こしません。なんて不公平なのでしょう、感染症の世の中は。

感染する経路も感染力もばらばら、症状が出る場所もさまざま、症状の強さもばらばら。同じ病原菌でも、悪さをする場所によって、引き起こす病気がちがいます。その人の免疫力（抵抗力）も大事です。抵抗力が弱ってくると、普段は罹らない感染症になったりするのです。

「病原（微生物）に触れたからといって、かならずしも感染しない」

「感染したとしても、かならずしも発症しない」

という点は重要です。なんとなくわかりにくい、はっきりしない、すっきりしない。これが感染症という病気の特徴です。ともかく、相当にあいまいで、ファジーなのです。ま、だからこそおもしろいのですが。

これだけあいまいな存在である感染症。それは診療の難しさともつながっています。病原体を見つけるだけでは治療ができないのです。

逆に、症状があっても病原体が見つからないこともあります。この症状に苦しんでいるこの人はいったい何の病気なのか。感染症なのか。たとえ感染症だとしても、その原因の病原体は何なのか。その原因微生物を殺し、治療するためにどのような薬があるのか、どのような方法がいいのか……。同じ病気でも治療法は患者によって多種多様です。感染症のマニュアル本もたくさんあるのですが、マニュアルだけでは通用しません。

なんか、訳がわからなくなってきました。病気がはっきりしないのなら、治療も適当でいいんじゃない？　と言われそうです。ここだけの話、多くの医者は適当に感染症をあしらっています。病名も、病原体もはっきりしないんだけど、まあ抗生物質でも出しておこうか、というように。

ほんとうにそれでいいのでしょうか。

救いがあるとすれば、感染症の世界にもちゃーんと原理、原則、基本が存在するということです。そして、その基本を徹底的に押さえておけば、大抵の感染症には対峙できるのです。極端な言い方をすれば、風邪をちゃんと、原理原則に則って治せる医者ならば、エイズにも新型インフルエンザにも対応できます。新型インフルエンザ対策、なんていいますが、あれは風邪をまっとうに診療する医療行為の延長線上にしかありません。

意外に知られていないことですが、いま日本は不名誉なことに国際的に「感染症大国」と呼ばれています。悪口です。どこを指して「大国」と言っているのかは本文に譲るとして、幸いにも（?）、この恥ずべき事実はニュースとして取り上げられることはありません。

私が長年、感染症専門の医者として見てきたかぎりでは、日本の医療、行政、マスコミ、企業、そして国民のなかに、感染症についての〝盲点〟があるように思います。なにか、大事なものが見過ごされています。それがために「感染症大国」という汚名を返上できずにいるように感じられるのです。

感染症は終わった、と一九七〇年代の偉い先生は言いました。そんなことはありません。なにしろ、感染症は長寿社会になればなるほど無視できない厄介な問題です。年をとると感染症に罹りやすくなるからです。いまや日本人の死因の第一位はがんですが、がんになると感染症に罹りやすくなります。医療が進歩し、人々が長生きをすると、それが原因で感染症になるのです。なんだかおかしいですね。

感染症の世界を覗いてみましょう。それは、あなたの人生とけっして無関係な世界ではありません。「ちゃんとした」内科の教科書を開くと、いちばん多くのページを割いているのは心臓の病気でも脳の病気でもなく、感染症です。それくらい重要な領域なのです、感染症って。

このどうしようもなく広くて複雑であいまいで、しかし愛らしい感染症の世界を、少しでもみなさんと共有できたら、この本の目的は達成できたと思います。

はじめに　3

CHAPTER 1 感染症大国 七つの盲点　15

盲点1　「いまここにある感染症」が見えていない　16

エイズもペストも風邪も中耳炎も感染症
原因は細菌やウイルスなどの微生物
あいまいであることが感染症の特徴
感染症は克服されたのか
がんの最大の危険因子は
がんと感染症のかかわり
がんや生活習慣病の行き着く先に
感染症はますます大きな課題に

盲点2　風邪に抗生剤　——医療のリスクが見えていない　36

抗生剤を欲しがる患者
風邪をよく知らない医者たち
「使った、治った、効いた」の「三た論法」
医療とは不自然なもの
風邪で病院に行くことのリスク
医療に一〇〇パーセントはない

CONTENTS

盲点3　世界標準から二十年遅れのワクチン行政　52

「麻疹輸出国」と迷惑がられる日本
はしかの大流行は人災
迷走するワクチン行政
日本は「ワクチン後進国」
ワクチンにも横綱と平幕がある
ワクチンはシートベルトのようなもの
「定期」と「任意」二重構造のワクチン
「任意で無償」が理想

盲点4　新型インフルエンザ対策は万全か　74

怖い部分と怖くない部分
致死率の高い鳥インフルエンザ
致死率の高いウイルスが強い感染力をもったら……
厚生労働省だけでは対応できない
新型インフルエンザに罹ったら
ボストン赤潮事件
感染症対策で大切なことは

盲点5　真剣味が足りないエイズ対策　91

エイズはいまや「死の病」ではない
先進国でHIVが増えているのは日本だけ
「集約型」ではなく「分散型」の治療を

差別を超えるノーマライゼーション

盲点6　薬は誰のものか
——無責任な許認可のしくみ　100
薬は製薬会社のもの？
添付文書がまちがっている理由
リスク回避に走る厚生労働省

盲点7　感染症のプロが育たない　107
がんセンターの感染症診療の実態
臨床感染症のプロが少ない
微生物学と感染症学の違い
感染症でもっとも重要なのは「病歴聴取」
問題解決型の医学教育を
アメリカ型マニュアル診療の限界

CHAPTER2 抗生剤と薬 四つの盲点

121

盲点1　耐性菌とのイタチごっこ　122
ペニシリンは二十世紀の大発見

CONTENTS

ペニシリンが効かない細菌が出現
無限の追いかけっこ
MRSAが問題になる理由
耐性菌にも配慮した抗生剤の使い方を
耐性菌の発生は国によって違う

盲点2 ないないづくしの抗生剤 134
抗生剤選びの基本
日本の抗生剤の問題点
問題点①——必要な抗生剤が存在しない
問題点②——抗生剤の保険適用が不適切
問題点③——そのわりに不必要な抗生剤が多すぎる

盲点3 まちがいだらけの使い方 148
使い方がなっていない
問題点①——投与量がまちがっている
問題点②——投与間隔がまちがっている
問題点③——投与期間が間違っている

盲点4 薬価と添付文書への疑問 156
新しい薬がいい薬?
良薬でも古ければ使われなくなる理由
いまの薬価のしくみは不自然
医師は添付文書を守らなくてよいか

INTERMISSION
身近な感染症対策　166
風邪薬に抗生剤を足さない
肺炎と中耳炎、原因菌は同じでも……
性感染症（ＳＴＤ）はパートナーとともに治療する

CHAPTER3
不幸な共犯関係を終わらせよう　181

提言1　予防医療が重要　182
予防するということ
医療機関は予防に積極的に取り組むべき
潜在化しているニーズを顕在化させる

提言2　医療は朝令暮改でいい　190
医療を信頼するとは
「現在の患者の利益」に忠実に

提言3　ノイズの多い情報に振り回されずに薬を選ぶ　193
薬の広告で判断してしまう医者
病気を売る

CONTENTS

提言4　メディアと医療界の関係改善　197
耐性菌が出た＝悪い病院か
メディアはパニックを大きくする
論文を読まずに記事にする日本

提言5　医者任せでは「負け組」になる　203
「嘘はついていないけれど不適切」
マユツバものの健康情報
外来が混むと医療が崩壊する
健康リテラシー不足
自分の健康を自分で守る意識が薄い
相手の理解度を見ながら話す訓練
みんなが「勝ち組」へ

提言6　医療の自由化を進める
――シェアード・デシジョン・メイキング　215
情報を公開しみんなで決めて責任をもつ
「医師・患者」関係も人間関係の一つにすぎない

おわりに　222

CHAPTER 1

感染症大国 七つの盲点

盲点1 A BLIND SPOT
「いまここにある感染症」が見えていない

エイズもペストも風邪も中耳炎も感染症

病院は、さまざまな診療科に分かれています。心臓が悪ければ心臓外科や循環器内科、子どもが産まれそうなら産婦人科……などなど。それぞれが専門化されていて、どこが痛いか、何をしてほしいかであなたが診てもらう科が違います。

ところが感染症は診療科の壁をスイと抜けて、どこにでも姿を現します。がんのない病棟や出血の伴わない病棟はありますが、感染症のない病棟はありません。小児科などは、外来の半数以上が感染症だったりします。それだけ感染症は、幅広く普遍的な病気なのです。

ところで、感染症というと、どんな病名を思い浮かべるでしょうか。

エイズ、結核、O157、ペスト、コレラ、赤痢、はしか……。多くの人がこんな病気を思い浮かべるのではないでしょうか。

身のまわりで流行るとちょっと怖い病気、でも自分では罹ったことのない（あったとしても、稀な）病気。一般的に感染症はそういう病気だと思われているようです。

でも、「感染症なんて、一度も罹ったことない」という人はまずいないはずです。人間は、感染症に囲まれて暮らしているといっても過言ではありません。

たとえば、風邪のようなあたりまえの病気も感染症の一種です。膀胱炎、結膜炎、中耳炎、いんきんたむし、水虫、歯周病などのなじみ深い病気も、感染症です。部位も症状もバラバラなので、まとめて「感染症」という意識がもてないのかもしれません。

原因は細菌やウイルスなどの微生物

われわれの潜在意識のなかには、コワーイ伝染病の恐怖が埋め込まれているのではないかと思うことがあります。映画、小説、雑誌で繰り返しその種のものが取り上げられるからです。新規の感染症が見つかると、それこそ上を下への大騒ぎになります。

十四世紀、ヨーロッパで猛威を振るったペストは、全人口の三割の命を奪ったといいます。ダニエル・デフォーは、一六六五年に当時人口四十六万人のロンドンを襲ったペストの惨状を『ペスト年代記』に記しました。この災厄では約七万人が死んだといわれています。カミュも小説『ペスト』で、忌まわしい伝染病に見舞われた都市で人々がどう立ち向かうかを冷静な筆で描きました。

日本でも、明治十二年に十万五千七百人が、明治十九年には十万八千四百人がコレラで死亡したといいます（『日本の歴史21』色川大吉著／中公文庫）。

感染症は、細菌やウイルスなどの病原微生物が体内に侵入、増殖して、さまざまな症状を引き起こす病気の総称です。

感染症を引き起こす微生物はさまざまです（**図1**）。

・ウイルス　・一般細菌　・特殊な細菌　・真菌

・蠕虫（いわゆる寄生虫）　・原虫　・プリオン

簡単に説明しておきましょう。

まず、みなさんよくご存じのウイルス。ウイルス感染症の代表例が、インフルエンザや風邪、麻疹（はしか）、エイズなどです。インフルエンザはインフルエンザウイルス、エイズはＨＩＶというウイルスが病気を引き起こします。

図１　病原微生物の種類とおもな病気

病原微生物	特徴	おもな病気
ウイルス	ほかの生物を利用して自己を複製できる生物	インフルエンザ、エイズ、麻疹、水痘、手足口病、狂犬病、SARS
一般細菌	真性細菌（バクテリア）など	コレラ、結核、赤痢、猩紅熱、梅毒、破傷風、ハンセン病
特殊な細菌	リケッチア、クラミジアなど	ツツガムシ病、発疹チフストラコーマ、性器クラミジア感染症
真菌	キノコ，カビ、酵母など	白癬菌症、カンジダ症
蠕虫	多細胞の寄生虫	日本住血吸虫症、エキノコックス症
原虫	真核単細胞の微生物	マラリア、アメーバ赤痢
プリオン		BSE

一般細菌による感染症の代表的なものは結核、コレラ、ペスト、肺炎などです。結核は結核菌、コレラはコレラ菌、ペストはペスト菌、という細菌に感染して起こる病気です。肺炎は、多くは肺炎桿菌、肺炎球菌、マイコプラズマなどによって引き起こされます。

特殊な細菌とは、細胞内でしか増殖しない細菌のことです。リケッチアを原因とする発疹チフスやツツガムシ病、クラミジアを原因とするトラコーマや性器クラミジア感染症があります。ツツガムシ病はいまでも日本各地で見られる病気でそれほどめずらしい病気ではありません。性器クラミジア感染症はとても多く、日本の若い女性の相当数はこのクラミジアを症状もないままもっているといわれています。

真菌はキノコやカビの一種です。真菌感染症の代表的なのは水虫（白癬菌症）ですが、真菌は免疫抑制のある人には命にかかわるような重症の感染症を起こすこともあります。カンジダやアスペルギルスという真菌は、こうした重症感染症の原因となります。

寄生虫は、大きくは原虫と蠕虫に分けられます。単細胞なのが原虫で、多細胞なのが蠕虫です。いわゆる寄生虫というイメージが強いのが蠕虫です。サナダムシ（条虫の一種）やエキノコックス、フィラリア、日本住血吸虫などがこれに入ります。原虫は単細胞の微生物で、アメーバ赤痢やマラリアなどを引き起こします。

プリオンは、ＢＳＥ（牛海綿状脳症）の原因で（異論もあります）、ウイルスよりさらに小さい感染性タンパク質です。最近になって目にしたり耳にしたりすることが多くなりました。

あいまいであることが感染症の特徴

感染症は、あいまいでとらえどころがない病気です。

多くの医師は、専門を臓器、つまり「私は心臓が専門」とか「私は腎臓が専門」といって臓器によってきれいに専門分野を区分けしますが、感染症ではこうはいきません。

先ほど見たように多種多様な病原微生物がいて、感染力もピンからキリまであり、感染

COLUMN 伝染病と感染症は同じ？

感染症のなかでも、人から人、動物から人にうつる感染症は、以前は「伝染病」と呼ばれていました。100年以上も前につくられた「伝染病予防法」という法律によって、感染力が強く、重症化しやすい感染症は「法定伝染病」と規定され、隔離の対象にされていました。たとえば、コレラ、赤痢、ジフテリア、腸チフス、パラチフス、猩紅熱、日本脳炎などはその代表例です。

その後、「差別や偏見の温床になりかねない」との反省から、「伝染病予防法」は「エイズ予防法」「性病予防法」とともに廃止され、1998年に成立した「感染症予防法」に吸収されました。

＊　＊　＊

「伝染病」という言葉は、巷ではほとんど使われなくなっていますが、「学校保健法」のなかには「伝染病」という言葉がいまだに生きています。以前「法定伝染病」に指定されていたコレラ、赤痢、腸チフス、ペスト、ジフテリア、日本脳炎をはじめ、インフルエンザ、百日咳、はしか、ポリオ、ウイルス性肝炎、おたふく風邪、風疹、水疱瘡、結核など、学校でとくに予防すべき感染症は、「学校伝染病」と規定され、出席停止や学級・学校閉鎖の措置がとられることになっています。

しかし、学級閉鎖、学校閉鎖が根本的な感染対策になるという科学的な確証はありません。感染症によっても異なりますが、たとえば麻疹や百日咳のような病気であれば、予防接種を徹底することで感染症からきちんと身を守ることができます。

麻疹は世界の多くの国から撲滅されていますし、先進国では青少年を対象に百日咳の追加予防接種（Tdap、ティーダップと読む）を接種することで百日咳の流行を防止しています。

経路もまた空気感染、飛沫感染、経口感染などさまざま、発症する場所も頭からつま先までバラバラです。自覚症状がないものもあれば、致死率の高いものもあります。要するに、ひと言で答えられない、というのが感染症の特徴なのです。

けれど、感染症をもっともあいまいにさせているのは、

「病原（微生物）に触れたからといって、感染するとはかぎらない。感染したとしても、かならずしも発病しない。発病したとしても、きわめて大きな個人差がある」

というところでしょう。

これを火事にたとえるとわかりやすいかもしれません。

「火元があっても発火するとはかぎらない。発火しても火事になるとはかぎらない。火事になっても大火事になるとはかぎらない」

病原微生物が体の中に入っても、増殖せずにおとなしくしていれば、病気にはならないこともあります。逆に、免疫力が弱くなっているときは、ふだんは悪さをしない常在菌が、異常に増殖して病気を引き起こすこともあります（「日和見感染」という）。また同じ病気に感染しても、免疫力の強い人は発病しなかったり、軽くすんだりしますが、免疫力が弱いために重篤になる人もいます。

だから、病原微生物の有無だけで、その感染症に罹っていると診断できるわけではあり

ません。患者の訴える症状と、病原微生物の検査やその他の検査結果とを重ね合わせて、この菌がこれだけいて、このような症状が出ている、自覚症状はないけれど血液検査でこのような異常がある、ということはこの病気だ——というように診断していきます。

病原微生物の検査のためには、その前に「どの菌が原因か」、あらかじめあたりをつけなければなりません。すべての病原微生物を調べる検査はありませんから、「この菌がいるかもしれない」「このウイルスがいるかもしれない」と推定されたものについて検査するのです。

この「あたりをつける」のが、私たち臨床感染症医の重要な仕事の一つです。何人家族か、どんな家に住んでいるか、どんなものを食べたか、職業はなにか、会社の環境は、旅行歴は、性交渉はどうか（……まるで刑事のよう）、これまでどんな病気になったか、手術の経験はあるか、アレルギーはあるか……そういうことから、可能性のあるものを選び出していきます。

ここに、地域的なファクターも加わります。ツツガムシ病は、千葉県にはあっても北海道にはない病気です。マラリアや狂犬病など、日本には基本的にないけれど、外国にはある感染症もあります。診断するとき、患者がどこに住んでいるか、あるいはかつてどこに住んでいたか、最近海外など旅行に行っていないかどうかなどが診断上、重要なポイント場合は、飛沫の粒が5マイクロメートル以上と大きく、飛距離は2メートルかそれ以下ですから、患者さんに近づくときだけマスクをしないといけない、ということになります。患者さんから十分距離が離れている場合はマスクは必要ありません。

ちなみに、マスクは通常の病院で使うマスクで大丈夫で、N 95のような特殊なマスクは必要ありません。

このように、予防に大きな違いがあるため、区別が重要なのです。

＊　　＊　　＊

最近、普通の通信販売でもN 95が売られています。新型インフルエンザなどの感染症対策、というふれこみなのですが、あんなものを買う必要はありません。

どうしてかというと、N 95は結核の飛沫核みたいにとてもとても小さいものも通さない、まあ水も漏らさぬとでも表現したいほどの密閉性をもっています。普通、これをつけていると30分くらいで息が苦しくなってきます。それでは、と鼻のまわりに隙間を空けてやれば息は楽になりますが、これでは病原体がそこから入り込んでしまいます。

N 95は結核患者さんや麻疹患者さんを診察したり看護したりするときに短時間、着用することを目的につくられたマスクです。ですから、日常生活するときに着用することはできません。

長く着用するためには、隙間を空けて「まちがった」使い方をするよりほかありませんが、そんなことをしたら感染予防ができないので本末転倒です。

ですから、一般の家庭でN95のような特殊なマスクを購入するのは、単なるお金の無駄遣いにすぎません。

COLUMN 感染経路を探せ

感染の原因となる微生物が体内に侵入するまでの道のりを感染経路といいます。

感染経路には、人に接触してうつる接触感染、咳やくしゃみなどの飛沫（水しぶき）がのどや鼻に入ってうつる飛沫感染、病原体（飛沫核）が空気に乗って感染する空気感染、食べ物などから感染する経口感染などがあります。

飛沫感染と空気感染との違いは、臨床的にとても大切です。

飛沫感染も空気感染もどちらも飛沫が飛んできて感染するのです。じゃ、なんで「飛沫感染」と統一しないの？　と突っ込みが来そうです。

それは、飛沫感染と空気感染では対策法が異なるからです。

＊　＊　＊

飛沫感染と空気感染の違いは、飛んでくる飛沫の大きさです。飛沫が大きいと飛沫感染です。飛沫がひじょうに小さい、直径５マイクロメートル以下の場合は飛沫核と呼ばれ、これが空気感染の原因になります。

では、どうしてこのように大きさで区別するかというと、感染する距離が違うからです。比較的大きい飛沫は遠くへ飛んでいきませんが、飛沫核は小さいので遠くへ遠くへ飛んでいくのです。

たとえば、結核、はしか、水疱瘡は、空気に乗って遠くまで飛んでいく空気感染です（空気感染による感染症で、みなさんに知っておいてほしいのは、この３種類だけです）。飛沫の粒が直径５マイクロメートル（1ミリの1000分の1）以下とひじょうに小さいので、空気に乗りやすく、遠くまで運ばれやすいのです。

また、直径が小さいために普通のマスクでは、飛沫核は繊維のすきまを通り抜けてしまいます。予防には、N 95と呼ばれる特殊なマスクが必要です。

一方、インフルエンザなどは飛沫感染で起こります。飛沫感染のになるのはこのためです。

また、感染症の予防には、病原微生物がどのように感染するのか、どのような状況で生存しやすいか、広まりやすいかということが問題になってきます。一般的に病院や薬局で入手できるマスクで予防できる飛沫感染と、通常のマスクでは予防できない空気感染とでは、当然予防策が違います。それだけではありません。たとえば、新型インフルエンザ対策には、田舎か都会か、空港や港の近くに住んでいるかそうでないかなど、地形や気候、人口密集度などさまざまな要素を考慮する必要があるのです。

感染症の診断は、「感染症診断血液検査」みたいな一つの検査をすればおしまい、というような簡単なものではありません。感染症はあいまいで、複雑で、つかみどころのない鵺（ぬえ）のようなものなのです。

感染症は克服されたのか

ところで、厚生労働省は、二〇〇〇年に発表した「健康日本21」という施策のなかで、「日本では感染症は克服された。これからは生活習慣病が問題である」と言っています。

たしかに、昔みたいに結核や肺炎で亡くなる人は稀になり、日常的に国民が「伝染病の恐怖」を感じなくなってきているのは事実でしょう。けれども、それをもって「感染症は克服された」と言っていいものでしょうか。

中央官庁が克服されたと言っている感染症。その一方で、じつは日本は国際的に「感染症大国」と呼ばれているのです。どうしてこのような不合理が生じるのでしょうか。

先進国ではほぼ命脈が尽きたと思えるはしか（麻疹）が毎年、流行する国ニッポン。先進国で唯一、ＨＩＶ／エイズが増加傾向にあり、結核がいまだに減らない国ニッポン。ワクチン行政が二十年遅れているといわれている国ニッポン。

日本人の多くは、この〝事実〟を知らずにいます。もちろん、厚生労働省が知らないはずはないのですが、国民の関心が低いことをいいことに、ほっかむりをしている状態です。

私には、厚労省は、感染症はたいした問題ではない、生活習慣病やがんなどが重要である、という態度のように見えます。でも、それはまちがっています。生活習慣病やがんなどの慢性に進む病気そのものが感染症と深くかかわり合っており、両者を切り離すことなどできっこないからです。

がんの最大の危険因子は

戦前は、肺炎や結核などの感染症で多くの人が若くして命を落としましたが、現在では、感染症による死亡率が減り、人生八十年、九十年もまれではなくなっています。高齢化と

図2　アメリカの2000～2003年の乳がん発症率
http://seer.cancer.gov/csr/1975_2003/results_merged/sect_04 _breast.pdf.

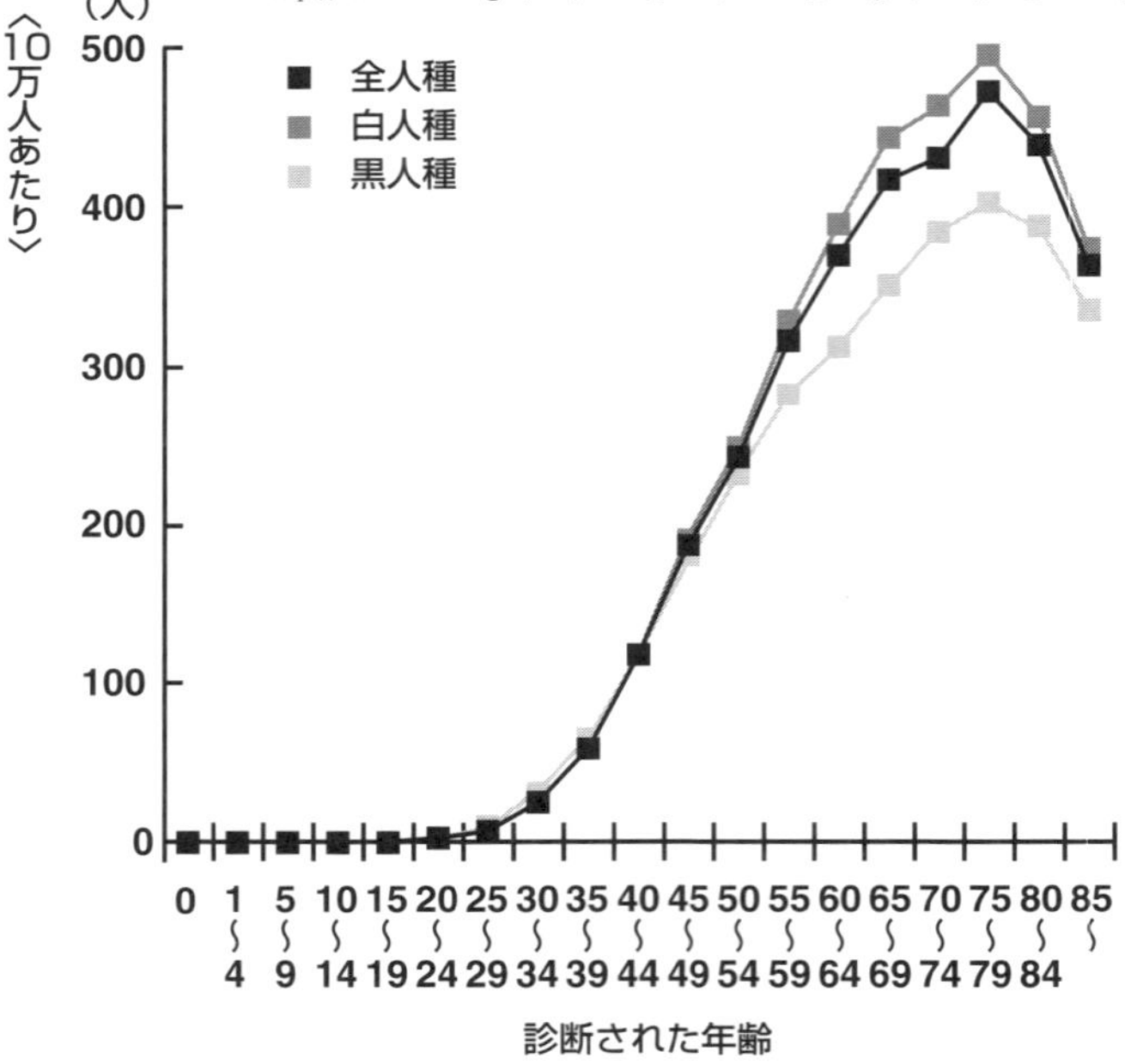

歩調を合わせるように、表舞台に登場したのが、高血圧、糖尿病などの生活習慣病やがんです。

　がんの危険因子としてよくタバコやストレスなどがあげられます。しかし、もっとがんの発症と密接な関係の危険因子があるのをご存じですか。

　それは、加齢です。

　つまり、年をとればとるほど、がんになりやすくなるのです。たとえば、女性に多い乳がんは、若いときは稀な病気ですが、三十代から増えはじめ、五十代になると三十代の倍以上、七十代になるとその五十代の倍以上の頻度で発症します（**図2**）。

男性に起きる前立腺がんも、高齢者に多いのが特徴です。

がんのなかで最大の死亡原因といわれている肺がんは、四十歳以下の発症はまれで、四十代、五十代と加齢が進むにつれて発症率が高くなっていきます。

このように、加齢こそががんの最大の危険因子なのです。ただ、この危険因子は、たとえば肺がんにおける喫煙などのように「排除して予防する」ことが原理的に不可能なものではありますが。

いずれにしても、長寿大国である日本では、高齢化が進むにつれてがんになる人が増えていくでしょう。また、生活習慣病といわれる糖尿病や高血圧などもがんと同じで、年齢と密接な関係があり、年をとればとるほど増える病気です。二〇〇六年にはがん対策基本法ができ、二〇〇八年からはいわゆるメタボ健診がはじまりました。がんと生活習慣病は日本医療における最重要課題と目されているのです。

がんと感染症のかかわり

さて、そのがんですが、じつは感染症と深い関係があります。

二〇〇八年度のノーベル生理学・医学賞を受賞したのは、ＨＩＶというエイズの原因ウイルスを発見したモンタニエらと、ヒトパピローマウイルスを発見したドイツのハラルド・ツア・ハウゼンでした。

ヒトパピローマウイルスは子宮頸がんを引き起こすことがわかっています。そう、感染症ががんの原因になることもあるのです。ヒトパピローマウイルスはセックスによって感染するので、過度な性行動を慎んだりすることである程度予防できます。また、最近ではヒトパピローマウイルスを対象とした予防接種が完成しており、アメリカなどでは性交渉をはじめる前の十代の女性全員にこれを接種することが推奨されています。

もう一つ、これまた二〇〇五年のノーベル生理学医学賞受賞の対象となったピロリ菌の話をしましょう。ピロリ菌は胃の中に住んでいるという変わった細菌ですが、これは胃がんや胃潰瘍、十二指腸潰瘍、慢性胃炎、胃ＭＡＬＴリンパ腫などの原因になります。そう、細菌が胃がんやリンパ腫（これも広い意味のがんの一種）といったがんを起こす原因になるのです。

Ｂ型肝炎、Ｃ型肝炎も肝炎ウイルスによる感染症ですが、これは慢性肝炎、肝硬変の原因になるだけでなく、肝臓がんの原因にもなります。

このように、感染症はがんの原因になります。

そして、がんになると感染症を起こしやすくなります。たとえば、骨髄腫と呼ばれる血液のがんの一種に罹ると、肺炎などの感染症を起こしやすくなります。化学療法というがんの治療を行うと、人間の免疫機構そのものが低下するので感染症になりやすくなります。のどや食道のがんの手術をすると、口の中の雑菌が肺にたれ込むことを防げなくなり、しばしば肺炎を起こします。じつは、がんの治療では、がんそのものの治療も大事ですが、合併症である感染症の治療もひとしく大事なのです。

要するに、がんそのもの、そしてがんの治療が感染症の原因になるのです。

がんや生活習慣病の行き着く先に

二〇〇八年度からメタボ検診がスタートしました。メタボリックシンドローム（内臓脂肪症候群）とは、内臓脂肪型肥満に、高血圧、高血糖、高脂血症のうち二つ以上のリスクを抱えている状態をいいます。メタボだけなら痛みなどの自覚症状はないのですが、そういう状態が長く続くと生活習慣病やがんに結びつく可能性が高いため、早期に発見し、予防しようというのがメタボ健診の意味です。ま、メタボ健診にほんとうに意味があるのか、患者さんに利益をもたらすのか、あるいは医療費削減に寄与するのかは、とても不透明で、メタボをほんとうに病気と認識するべきかどうかについても議論の余地があるようですが。

このように、現在厚労省は（妥当かどうかは別として）生活習慣病に注目し、重要な対策項目としています。しかし、じつは生活習慣病には感染症がつきものなのです。

生活習慣病の患者さんには、感染症で苦しんでいる人が少なくありません。

たとえば、糖尿病は人間の免疫機能を弱めるので、ひじょうに感染症を起こしやすくなります。また、糖尿病が悪化すると、足の神経が侵され、皮膚が壊死し、そこからばい菌が侵入することがあります。

生活習慣病である高血圧、糖尿病、高コレステロール血症（脂質異常）は、放っておくと脳卒中の危険が増加します。脳梗塞を起こすと、膀胱の筋肉を締めて尿を出す機能がうまく働かなくなることがあります。そうすると、膀胱の中に尿がたまったままになり、三日もするとそこにばい菌がボウフラのように発生します。これが感染症を起こすことがあるのです（尿路感染症という）。

脳卒中で寝たきりになると、のどにたまった痰やよだれなどを咳で外に出しにくくなり、肺にため込むことになります（のどや食道のがんの患者さんと同じですね）。肺は本来、ばい菌（ウイルスや細菌、菌類一般）が一匹もいないきれいな臓器なのですが、ため込んだばい菌で肺炎を引き起こすことがあります。

あるいは、食べ物を飲み込むときにむせてしまい、誤って気管から肺に入り、口の中や食べ物についていたばい菌が肺の中で増えて、肺炎を起こすこともあります（誤嚥性肺炎という）。

また、寝返りが打てない状態で、ふとんやベッドの上で同じ姿勢を続けていると、圧迫されている箇所の血液の流れが滞り、皮膚や皮下組織に酸素も栄養も運ばれなくなって、壊死が起こります。これが、お尻などの皮膚が黒ずみ、破れてくる、いわゆる床ずれ（褥瘡）です。皮膚はばい菌の侵入を防ぐバリア機能をもっていますが、床ずれなどで皮膚に破綻が起きると、そこからばい菌が入り、感染症に罹りやすくなります。

このように、厚労省が最重要課題にしているがんと生活習慣病の行き着く先には感染症が密接にかかわっています。感染症を無視して妥当ながん対策、生活習慣病対策などありえないのです。

感染症はますます大きな課題に

がんと生活習慣病対策をしっかりしようと思えば、じつは感染症対策をしっかりしなければならないのだ、ということがおわかりいただけたでしょうか。

しかし、残念ながら日本においては感染症対策は後手後手にまわっています。

国のがん対策推進基本計画に基づくおもな取り組みには、感染症に関連した項目が一つもありません。合併症対策というと疼痛医療など、感染症以外の項目ばかりです。もちろん、疼痛管理はがん診療における重要な項目の一つですが、感染症についてまったく言及がないのは大変バランスを欠いています。予防についても、B型肝炎ワクチンやヒトパピローマウイルスワクチン、あるいは性教育による感染予防などは肝がんや子宮頸がん対策に有用だと思うのですが、これらについてもまったく言及なしです。

そもそも、がん診療の中心であるがんセンターに感染症の専門家がいない、というのは日本固有の奇妙な現象です。たとえば、アメリカの有名ながん専門病院であれば、かならず感染症専門医が常勤しています。しかし、日本のがんセンターで感染症専門医がいるのは静岡県立静岡がんセンターだけです。日本のがんセンターでは、がんの治療をしている間はいいですが、感染症のような合併症を起こしてしまうともうお手上げなのです。

結核や肺炎などによる死の危険性が少なくなり、長生きできるようになったというのは事実です。しかし、だから感染症にはもう対策をとる必要がない、力を入れなくてもいい、というのは大きな誤りです。感染症は長寿社会になればなるほど、大きな問題となっていくからです。

感染症というと、新型インフルエンザ、鳥インフルエンザ、SARSといった、めったにない特殊な感染症のイメージが強いようです。実際、ドラマや映画で注目を集めるのは、謎の病原体のアウトブレイク、かっこいい主人公が身を挺して対策。まあこんなイメージではないでしょうか。

たしかに、このような外国でときどき起きるアウトブレイクや、めずらしい病原体に対する対策も重要です。しかし、それと同時に、あるいはそれ以上に「いまここにある感染症」の問題をしっかり認識して、対策をとっていく必要があります。だいたい、日常的によく見る感染症にしっかり対峙できないで、稀な感染症がやってきてきちんと対策をとれるわけがありません。普段できないことは、いざというときにはもっとできないものなのです。

まずは、よくある感染症にしっかり対峙すること。日本でこれから増えるであろう生活習慣病やがんにも感染症は深くかかわっていると正しく認識すること。そして、これに対峙すること。こうしたところからはじめるべきだと思います。

盲点2 A BLIND SPOT

風邪に抗生剤——医療のリスクが見えていない

抗生剤を欲しがる患者

風邪に効く薬はまだありませんし、風邪に罹ったら家で寝ているほうが賢い、という話を聞いたら、みなさんは驚かれるでしょうか。しかし、これは事実です。

みなさんの多くは、ややこしい病気と違って風邪ぐらい薬で簡単に治せるはずだ、と思い込んでいます。一方、受け入れ側の医者は医者で、風邪に対処するまともな教育を受けずに現場に出てきます。ここに、二重の意味での誤解が生じます。これが盲点なのです。

風邪はご存じのとおり、もっとも身近な感染症の一つです。ほとんどの風邪は、ウイルスによって起こります。

風邪をひいて病院やクリニックに行くと、よく抗生剤（抗生物質、抗菌薬ともいう）が処方されます。ところが、抗生剤は細菌に対して効果があっても、ウイルスには効きません。つまり、風邪の原因に対しては効果がないわけで、だから抗生剤は風邪には効かないのです。

多くの医者はもちろんそのことを知っています。それでも医者が抗生剤を風邪の患者に出すのはなぜでしょう。

それは、「患者さんが欲しがるから」です。

多くの患者さんが「抗生剤は貰えませんか」と言います。「風邪に効く薬はないんですよ」と説明すると不満げな顔をし、「別の病院で貰いますから、いいです」と帰ってしまう人もいます。せっかく体調が悪いのをおしてがんばって病院にやってきて、長い間待って「効く薬はありません」では、がっかりです。せめて抗生剤でも出してもらわなければ苦労した甲斐がない、と思うのも無理のないことかもしれません。

一方、医者は、風邪が流行してどっと押しかける患者さんを前に、「いちいち説明するのも面倒だな」「患者との関係が険悪になるのもいやだから、とりあえず出しておこう」と、思わず抗生剤を処方してしまう……。たしかに、せっかく来た患者さんに「何の治療もしない」のは、なんとなく居心地が悪い、という医師の気持ちも理解できないわけではありません。

しかし、抗生剤はけっしてリスクフリーの薬ではありません。細菌感染症になった人にとっては命を救う魔法の薬ですが、理由もないのに使っていると、ある一定の確率で（少ないですが、確実にある確率で）、副作用も生じます。また、乱用すると耐性菌（その抗生剤で死なない菌）をつくってしまう原因にもなります。耐性菌をもった患者さんが将来、細菌感染症になったとき、このときこそ抗生剤が必要なのですが、薬が効かない、という困ったことになる可能性があるのです。

抗生剤には、use it and lose it の原則があります。使いすぎると使えなくなってしまう、ということです。抗生剤はそれそのものが「悪い」薬というわけではありません。必要な人は飲み、必要のない人は飲まない。このような明白なメリハリをつけるということです。

風邪をよく知らない医者たち

つぎは医師の側の盲点です。

国家試験にパスして医師になると、多くの医師が医局に入って教授以下教官の下でトレーニングを受ける。これが伝統的な医師の研鑽のあり方でした。

たいていの教授はがんや難病など、研究領域で注目されている病気、死亡率が高い病気、治療が難しい病気などをテーマに研究しています。「風邪が専門です」なんて大学教授は

図３　抗生剤のおもな副作用

下痢	抗生剤が腸内の細菌を殺しすぎてしまうために、消化の働きが悪くなるためと考えられる。比較的多く現れる。
肝臓・腎臓機能の障害	薬は肝臓で代謝され、腎臓から排出されるために、この部分に影響を与えるものと考えられる。
アレルギー反応	発疹やめまい、吐き気などの症状を引き起こす。重篤な場合は、呼吸困難に陥る場合もある。

まだ見たことがありません。なにしろ、風邪はよくある病気でめずらしくもありません。二、三日で自然に治り、死んでしまう可能性も低い。治療法こそ開発されていませんが、治療をしなくても大抵は自然に治ります。「誰でも治療できるよくある病気」と軽視され、研究の一大テーマの対象にはなりにくいのです。

そのため新人医師は、先輩医師の見よう見まねで対応し、抗生剤を使う根拠など深く吟味もせず、「昔から使っているから」といったあいまいな理由で、習慣的に（抗生剤などを）処方することも多いのです。

それどころか、日本の多くの医師は、入院患者のマネジメントについてはそれなりに教育されてきましたが、外来診療に関しては完全に教育ゼロ、ということもめずらしくなかったのです。ある日、「先生もそろそろ外来に入ってね」といわれて突然外来担当を任される。けれども誰かが外来診療の教育を提供してくれるわけではありません。まさに見よう見まね、マニュアルを片手に自学自習で外来診療を覚えていく……こんな医師はめずらしくありません。

二〇〇六年から医師の初期研修が義務化となり、卒業後すぐに医局に入って専門医療を学ぶ、という図式が崩れました。コモンな病気をきちんと診られるように、という厚生労働省の方針のもとで、大学病院から大量の研修医が一般病院に流れました。私が医学生のときは、医局に所属しないで医師になるケースは稀でしたが、いまではそんな研修医は少しもめずらしくありません。とはいえ、一般病院でも外来診療についてきちんとトレーニングを行っているのはごく少数派でしょう。まだまだ日本では外来診療教育が遅れているのです。

「使った、治った、効いた」の「三た論法」

では、どのように風邪の症状を診立て、診断し、そして治療するか、いったい何パーセントの医師がそのようなトレーニングを受けているでしょうか。これは調査してみる価値のある問いですが、私の予想では、ほとんどの医師はそのような教育を受けていないと思います。自学自習、経験的に治療を続けていたと思います。

経験には貴重な価値がありますが、ほかのすべてを凌駕する最高の価値とはかぎりません。何十年も歩いた「経験豊かな」通勤路なのに、前からあった木や看板の存在にはじめて気がついて驚くことがあります。ある人との一回の出会いが人生全体に影響を及ぼすこともあります。経験はとても貴重ですが、「二十年の経験が半年の経験に勝る」という量的な評価は不可能で、「その経験がこの人に何をもたらしたか、どのような変化をもたらしたか」によって評価されるべきでしょう。

さて、風邪に抗生剤を使う、治るという「経験」をした人が、「だから、抗生剤は風邪に効く」と思ったとしましょう。この、「使った、治った、効いた」という思考過程を「三た論法」といいます。しかし、ちょっと考えればわかるように、これは論理的に正しい思考過程ではありません。「三た論法」は、論理構造的にいえば、「今日は晴れていたから風邪が治った」とか、「今日はタイガースが勝ったから（あるいは負けたから）患者が治った」とか、「百円玉をコイントスして表が出たから患者が治った」という論理構造と同じなのです。「三た論法」に陥ってしまうと妥当な医療判断ができません。

「三た論法」に陥らないために、私たちは、風邪の患者さんを抗生剤を飲んでもらうグループと飲まないグループに分け、比較試験をしました。そのデータを二〇〇五年に総括したのですが、結果、抗生剤を飲んでも飲まなくても、風邪の治療効果には差がなく、むしろ抗生剤を飲んだグループでは、副作用の害に苦しむ人がずっと多いことがわかりました。

風邪に抗生剤は効かないだけではないのです。むしろ有害といえましょう。それでも、日本では風邪に抗生剤を出す習慣が止まりません。科学的な根拠を欠いたいい加減な感染症診療が、日本の医療現場で平然と行われています。悲しいかな、これが現状なのです。

風邪に抗生剤を絶対に使わないか、というと、抗生剤を使わないと治らないケースもあります。ウイルスではなく、細菌が原因の風邪（あるいは風邪のように見える現象）もごくわずかながらあるからです。

だからといって、風邪っぽい人全員に抗生剤を出すのも明らかにまちがいです。風邪と認識された場合、原則的に抗生剤を飲まないほうがよいのです。ただし、風邪と思っていてもじつは違う病気だった、という診断のまちがいの可能性はあります。医療の世界は一般の人が思っているよりずっと複雑ですから、そういうケースもときにあると思います。大切なのは、医師とよく話し合って、「風邪だったら抗生剤」と決めつけないことです。ドイツ人などヨーロッパの人たちは、「風邪には抗生剤を出さないでくれ」と患者さんのほうが医者にお願いしたりするのですよ。

医療とは不自然なもの

日本人には強い薬信仰とお医者さん信仰があります。信じているがゆえに裏切られると大騒ぎをします。うぶな男性が女性に振られて逆恨みするようなものです。私のことでは

COLUMN 証拠に基づいた医学

「風邪はウイルスが起こすが、あとで細菌感染を起こすことがある。だから、予防用に抗生物質を出している」とおっしゃる医師もいます。

たしかに、前半は正しい。風邪を起こすのは抗生物質の効かないウイルスですが、その風邪をこじらせているうちに、細菌感染を合併することがあります。高齢者などで、こういうことが見られます。

しかし、このコメントの後半はまちがいです。ウイルス感染のあとから細菌感染を起こすことはありますが、それを「抗生物質で予防できる」というデータはないのです。科学的な思考を欠いた、憶測に基づいた医療であり、とうてい勧められるものではありません。

「鼻水が黄色くなったら抗生剤」と、ほとんど迷信に近いことを信じている人もいます。

最近では「のどの検査をして、ばい菌が見つかったときは抗生剤」という独自の基準を設けている医者もいますが、ばい菌は、存在していてもかならずしも病気を起こすわけではないので、これもけっして根拠のある方法とはいえません。人間の体にはたくさんのばい菌がくっついています。皮膚や口の中や消化管の中はばい菌だらけです。それが自然なのです。

多くの医者が、「懸念」「憶測」といったあいまいな根拠で抗生物質を処方していますが、大切なのは、「その懸念はほんとうか」と検証する態度でしょう。

それが患者の益になっているか、吟味を重ね、根拠を明確にして医療を行うことを、EBMといいます。EvidenceBased Medicineの略で、直訳すると「証拠に基づいた医学」とでもなるでしょう。

EBMは医療における価値のすべてではありません。しかし、吟味も検証もなしに、自分の直感や経験を信じ込むのも同じように正しい態度ではありません。われわれ医師は、「いまの私の診療は妥当なのかどうか」とつねに謙虚に問いかけ続けなければなりません。

「俺の診療は、絶対正しい」と断言する人は、名医とは呼べません。

ありませんよ、念のため。

話は突然飛びますが、人の体に刃物を突き立て、切り刻む——これは当然、犯罪ですね。しかし、これをやるのが医療です。刃物を突き立て、傷をつけ、ときに臓器の切除も行って、病気を治します。一般的には体にとって有害であるはずの行為が、患者にとっては「相対的に」有益な行為になります。体は傷ついても病気は治るからです。外科医の先生が傷害罪で逮捕されたりしないのは、体を切る、という日常的には犯罪的になるはずの行為が、病人やけが人に対しては利益になるからです。

すなわち、医療の現場は非日常の世界なのです。そして、病気やけがをするという現象そのものがリスクです。病院にやってくる人は振り出しからマイナスのスタートをしています。私たち医療者の仕事は、病気やけがでマイナスのスタートを切って病院にやってきた患者さんをゼロに戻す、理想的にはプラスにひっくり返すことです。あるいは、それが困難ならマイナス一〇〇をマイナス五〇まで引き戻すことを目的にする場合もあります。そして、その手段である医療行為は、もともと病気もけがもしていない人、つまりゼロの状態やプラスの状態にある人にとっては、しばしば害になることがあるのです。

医療行為というのは、つねにリスクと利益の相関関係のもとにあります（これは世の中のものごと全般にいえることかもしれませんが）。

薬も同じで、副作用のない薬は存在しません。薬は、健康な人にとっては「体に悪い」有害な物質です。しかし、デメリットもあるが、病体には利益もあり、利益のほうが大きい——こういう判断によって、薬が処方されます。

象徴的なのが抗がん剤です。抗がん剤は、がん細胞に十の毒を与え、がん細胞を殺すのが目的です。しかし、がん細胞を殺す薬であれば、正常な細胞にも、たとえば三くらいの毒を与えるかもしれません。もし、この抗がん剤をがんを持っていない健康な人に使うと、健康な細胞が三の毒を受けるだけで、何もいいことはないかもしれません。しかし、がんの患者さんにとっては、がん細胞に十のダメージを与えるという大きな意味があるので、三の毒の分を差し引き、七は有益という計算になるかもしれません。

このように、絶対善の薬とか絶対悪の薬というのはそんなにたくさんはないのです。ほとんどの薬は、ある人には有益である人には有害です。それが医療の本質的な属性です。要するに、医療のキモは、誰がAという医療行為による恩恵を受け、誰が損をするかを見きわめることにほかなりません。

さて、「益あり」という判断で手術がなされ、抗がん剤が投与されるのですが、つねに結果が見積もりどおりに出るかどうかは定かではありません。恩恵と損の見きわめは確率論的に行われます。得をする確率が高く、損をする確率が低い、という計算がなされた患者さんでも、時に損のほうが強く出ることがあります。薬の副作用に苦しんだり、手術の合併症に苦痛を受ける患者さんが出る可能性は、ある一定の割合で存在します。われわれは確率的予測精度を高めて、損をする人をできるだけ減らそうとしますが、本質的に確率的な見積もりに依存している以上、リスクをゼロにすることは不可能です。医療行為そのものがある人には有害なのですから、これは「少なくすることは」可能であっても「ゼロにはできない」のです。これが医療事故です。

医療事故をゼロにする方法は一つだけです。それは、医療行為を受けることそのものを拒否することです。けれど、それが問題の根本的な解決ではないことは明らかです。

ときどき、テレビなどで「こんな副作用のある薬を医者が処方するなんて、けしからん」と息巻いている識者の方がおいでですが、見当違いなコメントです。薬には副作用はつきものですし、しかも的確な処方であっても、患者との相性などで副作用の発生を予見できない場合があるからです。

なかなかこの〝相対的〟という大人の考え方が日本人は苦手のようです。薬は善、医者は善と決めたらまっしぐらで、少しでも瑕疵（かし）が見つかると相手を全否定する。薬は悪、医者は悪、となってしまいます。そういう極端な、いってみれば子どもじみたところがあります。

いま、オランダなどの外国の医療では、「シェアード・デシジョン・メイキング」(shared decision making) とか、「シェアード・レスポンシビリティ」(shared responsibility) という言葉・コンセプトが注目されています。医者がすべての権限と責任を独占し、治療方針を押しつけて、失敗すると断罪される、という患者さんにとっても医師にとっても不幸な人間関係はいびつです。いま医師は、医療ミスを恐れて、萎縮しています。訴訟を起こされる危険性がつねにあるからです。また、インフォームド・コンセントと称して同意書にサインしてもらい、「何かあっても文句は言いません」のような契約を強要されるケースもあるようです。いずれにしても、健全な人間関係とは言いがたいですね。

しかし、医療とは相対的なものだとわかれば、医者と患者の和解点が見つかるのではないか、と私などは思います。少なくとも医者と患者は敵同士ではないのですから。シェアード・レスポンシビリティとは、権限にしても責任にしても、医師と患者さんが共有し、お互い同じ方向を向いてやっていきましょうね、ということなのです。

風邪で病院に行くことのリスク

医療の世界に、「never say never」という言葉があります。「ありえない、とは言ってはならない」といった意味です。「絶対にダメです」「治るわけがありません」なんて気軽に言うのはよくないよ、という意味でもありますし、逆に医療に一〇〇パーセント安全とか、リスクがまったくないということはないことも意味している言葉です。

たとえば、先に触れた風邪のケース。風邪をひいて、病院に行く。でも、この「受診する」という行為だけでもリスクが発生します。

病院で風邪を他人に移すリスクがありますし、逆にほかの患者さんから感染症をうつされるリスクもあるでしょう。先に示したように、抗生剤で副作用が生じるリスクもあるでしょうし、抗生剤で耐性菌をつくるリスクもあり、その抗生剤をほんとうに必要とするときに困ることになりかねません。私たちはわりと無頓着に「調子悪い、お医者さんに診てもらおう」と医療機関を受診しますが、受診行為そのものにもいろいろなリスクが関係しているのです。

これだけのリスクがあるのに、「ただの風邪ですね、お薬出しておきましょうね」と言ってもらいたいがために出かけていく。じつはそのことが、意外にリスキーな行為だったりするのです。

現在、小児科医の数がとても少なくなっています。ところが、親がそれほどの症状でもないのに「鼻水が出ている」「微熱がある」「とりあえず病院へ」というように病院を受診します。ときには、夜間の救急外来にもやってきます。

日本の外来患者受診数は世界でいちばん多いのです。これは、日本の医療制度がとてもよくできていて、気軽にいつでも病院を受診できる、比較的安価に医療サービスを受けられることも理由の一つかもしれません。しかし一方、日本の医師数は先進国でも少ないほうなのです。受診は多いのに、医師は少ない。その結果、医師は過剰労働に陥ります。疲弊した医師は「こんなつらい仕事、もう耐えられない」と夜間救急外来診療を止めてしまったり、より楽な科に異動してしまったりします。それによって、たとえば小児科医が少なくなり、小児診療が受けられなくなってしまう。結局、長い目で見ると、患者に不利益になります。

抗生剤同様、医者もまた使いすぎると使えなくなってしまう、use it and lose it の原則が当てはまるのです。

医療に一〇〇パーセントはない

日本人はリスク回避型の民族だという人がいますが、そうだという確たる根拠はありません。たとえば、風邪をめぐる行動を見ていると、回避ではなく、想定されるリスクに完全に目をつぶっているところがあります。パチンコ、競馬、競艇、競輪、宝くじなど射幸性の強い娯楽は、かならず親が勝つような構造になっていますから、リスク回避的な発想でいえば、これらの産業はすぐに廃れてしまうはずですが、日本ではとても巨大な産業です。パチンコ業界は最近でこそ少し振るわなくなっていますが、その産業規模は日本の医療費全体に相当するといわれます（この事実は、日本の医療費の貧弱さを象徴することでもありますが）。

「立派なお医者さんがああ言ってるんだから、この薬飲んでいれば大丈夫だ」と、どんな薬か知らないまま、言うとおり飲んで安心するという習慣ができ上がってきた――私はそう睨んでいます。私はいろいろな国で診療したことがありますが、自分が飲んでいる薬の名前がわからないというのは、日本の患者さんだけです。

「先生から薬をもらっています。名前？　さあ、赤い薬で血圧の、いや、血液がさらさらになる薬だったかな」

この医者と患者の関係は、どうやってつくられてきたのでしょうか。原因の一つに、パターナリズムというものがあるでしょう。医者が親、患者が子、という支配と服従の関係です。一方は教え諭すだけ、一方は敬い従うだけ、これは双方に葛藤がなくて、ある意味、ひじょうに楽な世界です。親は何の葛藤もなく「ああしろ、こうしろ」と告げるだけ。子は粛々と従うだけ。従うほうも自分では考えたり悩んだりする必要がありませんから（判断する、決断する、というのは意外につらい仕事です）、楽です。

こういう関係をパターナリズムといいますが、いまや子に命令するだけの親もまれなら、従うだけの子も少ない（そういう子どもはある意味不健全です）でしょう。同じように、ここ十数年ぐらいの間に、ようやくパターナリズムの世界にひびが入り、いまや子が父を叱ることさえあるようになりました。

このこと自体は、けっして双方にとって悪い話ではないと思います。ただ、子どもが親に噛みついているだけでは、やはり健全な人間関係とは呼べないでしょう。

医者と患者の関係がどうあるべきか。

家族でもなければ、友人でもない。いちばん近いのは同行者といったところでしょうか。医者は患者が信頼するに値するプロでなければなりませんし、患者の思いのわかる人間でなければなりません。患者は医者を信頼するのはもちろんですが、信頼と盲信は異なります。盲信ではなく信頼であれば、気軽に質問だってできるはずです。あなた任せにするのではなく、疑問があれば聞く、不安があれば訊ねる、といった姿勢を保持したいものです。

そういう同行者二人がともにもっていたいのが、「医療に一〇〇パーセントはない」という事実の共通認識です。そして、可能なかぎり一〇〇パーセントに近づけるようにお互いに同じ方向を向いて努力をする、それが大事なのだろうと思います。

盲点3 A BLIND SPOT

世界標準から二十年遅れのワクチン行政

「麻疹輸出国」と迷惑がられる日本

恋は盲目、そうでもなければ結婚という墓場までたどり着けない、とどこかの皮肉屋さんが言いそうですが、相手にのぼせ上がって右も左もわからなくなっている人を指して、「あいつは彼女に夢中だよ。まあ、はしか（麻疹）みたいなもんだと思うけど」と揶揄することがあります。

なぜ、がんや糖尿病ではなくて「はしか」なのか。この言い方には「はしかなんて、誰でも罹る、大したことのない一過性の病気」という意味が込められています。はしかもずいぶん軽く見られたものですが、実際には、はしかはけっして看過してはいけない病気なのです。

ちょっと驚きの数字を挙げてみましょう。

日本……………二七万八〇〇〇人

アメリカ…………一一六人

これはちょっと古い、二〇〇一年度の調査ですが、日米ではしかに罹った人の数です。ただし、日本が麻疹の報告を全例義務化したのは二〇〇八年からですから、日本の数字は推計値です。実際にはもっとたくさんの患者さんがいたかもしれないのです。

それにしても、なんとも……はや、驚きの数字ではありませんか。日本とアメリカでどうしてこんなにはしかの発症数があるのでしょう。

さらに驚きの事実です。

お隣の韓国では、すでに二〇〇六年にはしかは根絶宣言がされているのです。韓国ばかりか、ほとんどの先進国ではしかは制圧され、多くの途上国でも麻疹ワクチンを普及させることではしかを征圧、あるいは減少に導いています。

翻って日本は、毎年十万人以上のはしか患者が発生するといわれ、そのうち三十人〜五十人が、はしかが原因で死亡していると考えられています。

世界的には、とくに先進国では「はしかは稀な病気」「普通は起こらない病気」になっています。しかし、日本ではいまでも「はしかは誰がかかってもおかしくない病気」という考え方が生きています。その一方で、意外に知られていないことですが、健康な子どもが何十人という単位で毎年死んでいます。また、たとえ死ななくとも、はしかは重い脳炎の原因にもなるので、重度の障害を起こすことがあります。

日本で起きたはしかが、海外に運ばれることもあります。私がアメリカで研修医をしていたとき、日本の旅行者が現地ではしかを発症して、病院中のスタッフを驚かせました。アメリカ人の医者にとって、はしかは教科書でしか見たことのないめずらしい病気ですから、「へえ、めずらしい」と、たくさんの医者がはしかに罹った日本人観光客を診察にきました。

このような旅行者は、アメリカ人にはしかのウイルスをうつしてしまう原因にもなります。じつは、日本人はいまだに諸外国で麻疹ウイルスを広げている、ということで専門家の間ではとても迷惑がられているのです。日本人は病気を広げるので迷惑、なんて悪い評判を立てられるなんて、私たちとしては恥ずかしいやら面目ないやらなのですが、事実なのですから反論しようもありません。「ご批判はごもっともです。ほんとうに申し訳ありません」と平謝りです。

はしかの大流行は人災

はしかは麻疹ウイルスによる感染症です。高熱と発疹を主体とする強い症状が出ます。ウイルスですので抗生剤は効きませんが、ワクチンでかなり高い確率で予防ができます。二〇〇七年春にはしかが大流行したのは記憶に新しいところですが、あれは天災ではなく、明らかに人災でした。もっともっと前から麻疹ワクチンを定期接種に組み込んでおけば、そして、国際的に推奨されている二回接種を行っていれば（日本では、一回だけの接種が多かった）、こういう問題は起きなかったからです。

はしかのワクチンは、接種すれば高い確率で感染を予防することができる「スグレモノ」です。多くの先進国がワクチン接種によって、はしかを根絶しているのに、なぜ日本は相変わらずはしかの横暴を許しているのでしょう。

厚生労働省は、はしかが毎年流行しているのに長い間ずっと無策でした。国際社会で批判され、外圧が起きてはじめておっとり刀で対策を取るようになったのです。はしかのワクチンと風疹のワクチンを混ぜたMRワクチンが定期接種に組み込まれたのは二〇〇六年になってから。推奨される二回接種も、全例報告で数を正確に把握するようになったのも、ここ数はしかになる可能性が高い中学生や高校生に予防接種を推奨するようになったのもここ数年の話です。

「私たちのせいで国民のみなさまには多大なご迷惑をおかけしました。今回のはしか流行は一九九〇年代の厚生省の政策の失敗が原因です。申し訳ございません」

せめてこれくらいは言ってほしかったのですが、こんな言葉が中央官庁から聞こえてくることはありません。

「私は当時の担当者ではありませんから」

厚労省の役人は二、三年ごとに担当部署が変わるため、責任の所在をあいまいにします。彼らの辞書には「責任を取る」という言葉はありません。

迷走するワクチン行政

予防接種には、「定期接種（事実上、義務として受ける集団接種）」と「任意接種」があります。前者は法律に基づいて市町村が実施するもので、基本的に全員が受けることになっています。後者は任意という名前のとおり、誰でも自由に接種してよい（接種しなくてもよい）予防接種です。たとえば、ＢＣＧや三種混合ワクチンは定期接種で、水痘（水ぼうそう）ワクチンは任意接種になっています。

当のはしかは、定期→任意→定期と揺れ動いてきた歴史があります。

はしかワクチンの定期接種は一九七八年にはじまりました。一九八八～九三年には、はしかと風疹、おたふく風邪の予防を目的として、MMRという混合ワクチンを定期接種していました。けれどもMMRの副作用によって無菌性髄膜炎を発症する子どもが出たため、定期接種を廃止し、任意としました。

定期接種の廃止で無菌性髄膜炎を発症する子どもの問題は解消したかに見えましたが、今度ははしかで亡くなる子どもが問題になります。医療に一〇〇パーセントはなく、医療にゼロリスクはないわけで、MMRをやらないのであれば、代わりの対策を取ってはしかで死ぬ子どもが出ないような対策を施すべきでしたが、一九九〇年代の厚生省（厚労省）にはそのような発想はありませんでした。

「副作用を起こされると俺たちが責任を取らされる。ワクチンの副作用を起こされるくらいなら、その病気で死なれたほうがマシ」

という発想をとったのです。この考え方がひっくり返ったのは周囲から批判されてからのことでした。外圧を受けないと動かない、理想とするビジョンや目標とするゴールも定めずに場当たり的に仕事をするのは、日本の官僚の特徴です。

オランダの医療行政現場では、「つぎに導入すべき予防接種のリスト」や「導入を検討する予防接種のリスト」がすでにできあがっており、計画的に医療現場に導入しています。

オランダの医療行政は「オランダの医療はこうありたい、こう行きたい」という理想（ヴィジョン）や目標（ゴール）が明確になっているのです。

ちなみに、日本が二〇〇六年から定期接種化したＭＲワクチン（はしか・風疹混合ワクチン）は、以前使われていたＭＭＲワクチンの中から、無菌性髄膜炎の原因となるＭ（おたふく風邪のムンプスウイルスを弱毒化したワクチン）を除いたものです。ＭＭＲに比べるとずっと副作用が少ない（ゼロにはなりませんが）と考えられます。

日本は「ワクチン後進国」

日本のお寒い「ワクチン事情」。ほんとうに寒いので、思い返すたびに背筋がぞくぞくとしてくるほどです。

たとえば、二〇〇五年、厚労省は日本脳炎ワクチンを事実上禁止にしました。前年にワクチンの副作用と見られるＡＤＥＭ（急性散在性脳脊髄膜炎）を起こした中学生一人が寝たきりになってしまったためです。その後、十数年ぶりに就学前の子どもが日本脳炎に罹ったことがわかりました。ほとんどニュースにもならなかったのですが、これを誰の責任と考えればいいのでしょうか。これも、「予防接種の副作用が起きるくらいなら、病気になってしまえ」という発想です。なぜ、リスクと利益の情報公開を徹底し、現場に判断させせな

図４　日本とアメリカ、ワクチン導入時期の違い
「WEDGE」2008 年 12 月号より作成

	日本	アメリカ
1987	水痘生ワクチン	HIB ワクチン
		不活性ポリオワクチン
1988	肺炎球菌ワクチン（米は 1977）	
	遺伝子組み換え B 型肝炎ワクチン	
	MMR ワクチン（米は 1971）	
1991		aP ワクチン（日本は 1981）
1992		DTaP ワクチン
		日本脳炎ワクチン（日本は 1976）
1993		DTaP-HIB
1994		ペストワクチン
1995	不活化 A 型肝炎ワクチン	水痘生ワクチン
1996		HIB-B 型肝炎ワクチン
		不活化 A 型肝炎ワクチン
2000		7 価肺炎球菌ワクチン（小児用）
2001		A 型 B 型肝炎ワクチン
2002		DPT-1PV-B 型肝炎ワクチン
2003		経鼻インフルエンザ生ワクチン
		DPT ワクチン（成人用）
2005	MR ワクチン	MMR- 水痘ワクチン
		髄膜炎菌ワクチン（結合ワクチン）
2006		ロタウイルスワクチン
		HPV ワクチン
2007	HIB ワクチン	

いのでしょうか。このような支配指向、コントロール指向も日本の官僚の特徴です。

　子どもに髄膜炎を起こすインフルエンザ菌（インフルエンザウイルスとはまったく別物）によって、日本では、毎年何十人もの子どもが死んでいます。諸外国では、インフルエンザ菌のワクチンを定期的に接種しています。アメリカでは一九八七年に定期接種化されました。このため、先進国のほとんどではしかと同様に撲

図5　日本とアメリカの予防接種の違い

日本

▩定期予防接種▩
ジフテリア、百日咳、破傷風（小児、DPT）
BCG（結核）
ポリオ（経口）
麻疹・風疹混合（MR）
日本脳炎（ただし、実質上接種はきわめて困難／原稿執筆時点）
インフルエンザ（65歳以上）

▩任意予防接種▩
インフルエンザ菌（Hib）(2008年12月より）
肺炎球菌（23価）（脾臓摘出患者には保険適応あり）
インフルエンザ（小児など）
おたふく風邪
水痘
B型肝炎
A型肝炎

ほか、黄熱のワクチンは検疫所で接種可能。

アメリカ

▩6歳児までに推奨される予防接種▩
B型肝炎
ロタウイルス
DPT
Hib
肺炎球菌（7価）小児用
不活化ポリオ
インフルエンザ
MMR（麻疹、風疹、おたふく風邪）
水痘
A型肝炎
髄膜炎菌（ハイリスクの小児のみ）
髄膜炎菌

▩7～18歳まで推奨される予防接種▩
Tdap（百日咳の青少年用追加接種。成人百日咳予防用）
ヒトパピローマウイルス（子宮頸癌予防。11–12歳の女児に推奨）

▩19歳以上に推奨される予防接種▩
破傷風トキソイド（Td）を10年おきに）
50歳以上にインフルエンザ
65歳以上に肺炎球菌（23価）
60歳以上に帯状疱疹ワクチン

滅された病気です。あろうことか、このワクチンが日本に入ってきたのは、二〇〇八年のことです。しかし、まだ定期接種化されていません。まさにほかの先進国と比べて二十年以上も対応が遅れているのです（**図4・5**）。

同様に、子どもに髄膜炎を起こす肺炎球菌のワクチン、青少年に髄膜炎を起こす髄膜炎菌のワクチンもアメリカでは普及しています。

Ａ型肝炎やＢ型肝炎ワクチンは、感染性肝炎の予防接種です。ロタウイルスは子どもの重症下痢症の原因になります。Ｔｄａｐというのは大人になってから起きる百日咳のワクチンです。日本ではＤＰＴと呼ばれる三種混合ワクチンに百日咳のワクチンが入っているので子どもの百日咳は激減しましたが、このワクチンは年齢とともに効果が落ちてくるので、大人になってから百日咳になることがあります。日本では、大学生などでとくに流行しています。アメリカでは、そのためのＴｄａｐがすでに導入されているのですが、日本はありません。このように、日本の予防接種はないないづくしなのです。

問題は、リスクをどうとらえるかです。はしかワクチンでもインフルエンザ菌ワクチン（ＨＩＢ）でも、かならず副作用があります。それを使用することのメリットとデメリットを秤にかけて、より「益」の多いほうをとりあえず選択する、というのが妥当な判断です。

ワクチンにも横綱と平幕がある

どうも日本にはワクチンに対する定見がない――これが盲点です――ために、諸外国のような明確な指針が出せずにいるような気がします。定期にしたり任意にしたり、また戻したり、と迷走する様子を見ると、そう思わざるをえません。

ここで、ワクチン・ミニ講座を開きましょう。

ひと言でワクチンといってもその効き目はさまざまで、相撲でいえば横綱級のほとんど負けない（予防効果の高い）ものから、平幕のように弱い（予防効果の低い）ものまで広いばらつきがあります。

はしかや天然痘のワクチンは横綱レベルです。これらは、ほぼ全勝に近いかたちで、病気からがっちりと守ってくれます。種痘（天然痘のワクチン）は、人間にひじょうに強い獲得型免疫をもたらして、ついに天然痘を根絶させました。

肺炎球菌やインフルエンザウイルスに対するワクチンは、ある程度は守ってくれますが、完璧ではありません。インフルエンザワクチンは、ほどほどに勝つけれども、連勝はしない、小結レベルといったところでしょうか。

結核のワクチン（ＢＣＧ）を幼少期に打った人も多いと思いますが、ＢＣＧはじつは平幕レベルで、ごく限られたケースにしか効きません。まあ、三勝十二敗くらいです。日本やイギリスでは、まだある程度期待されていますが、アメリカではＢＣＧは不要といわれています。

もちろん、ワクチンであればなんでもよい、というわけでもありません。コレラのワクチンもありますが、日本ではコレラはとても稀な病気なので、外国に長く住みたいという人にはもしかしたら役に立つかもしれませんが、普通は必要ないでしょう。副作用が強すぎて、効果とのバランスがとれずに製造中止になってしまったワクチンもあります。

このように、ひと言でワクチンといってもいろいろな種類、いろいろな強さ、いろいろな目的、いろいろな副作用のものがあります。おおざっぱに「ワクチン推進」とか「ワクチン反対」といわず、「どのワクチン」を「何のために」「誰に」使うかをはっきりさせたほうがよいでしょう。そのうえで、その効果と副作用を天秤にかけて、はたして接種する価値があるかどうかを一つひとつ個別に考えればいいのだと思います。

まあ、そのように考えても、やはり日本は予防接種の数が少なすぎです。せめてほかの先進国並みの予防接種は打てるようになりたいものです。

ワクチンはシートベルトのようなもの

刃物が絶対悪か、絶対善か、という命題がばかばかしいのと同様に、ワクチンが絶対善う伝令の連絡によってつくられます。そして、もし再度はしかウイルスが体内に入ってきたら、「今度は準備ができているぞ」といって病気を起こす前に専門家集団で退治してしまうのです。

これを獲得型免疫といいます。獲得免疫があるために、人間は通常はしかには１回しか罹らないのです。

獲得免疫は、自然免疫より強力です。自然免疫が万引きにも空き巣にも、路上で寝ている酔っぱらいにも幅広く対処するお巡りさんのようなものだとすると、獲得免疫は、銃をもっている暴力団にも対処できる特殊警備隊のようなものです。ただしこの警備隊は偏屈な性格で、「岩田組」の組員が暴れ出すとすぐに取り押さえてしまいますが、「細川組」が暴れ出しても知らん顔です。決まった相手にしか対応できないのです。

＊　　＊　　＊

このしくみを応用して、獲得免疫を意図的・人工的につくりだすのが予防接種です。ワクチン（抗原）を体内に入れて、獲得免疫を呼び起こし、つぎに本物のウイルスなどが来たときに、専門家集団がすぐに発動できるようにしておくわけです。はしかワクチンは、はしかウイルスを処理して病気を起こさないようにして、これを接種します。獲得免疫が作動し、本物のはしかウイルスがやってきても、もう戦闘準備はできていますから、病気を起こす前にウイルスは撃退されてしまいます。

ただし、戦闘集団も戦いが長く続かないと体がなまってくることがあります。ワクチンを１回だけ接種しても免疫力が長く続きません。きちんと獲得型免疫が長続きするために、しばしばワクチンは複数回打たれます。

はしかワクチンの２回接種が勧められているのは、このような理由によります。

COLUMN ワクチンは人工的な「獲得免疫」

世の中に病気を予防する方法はたくさんあります。手を洗う、うがいをする、マスクをするなど。でも、ワクチン（予防接種）は、上手に使えば最強の予防手段です。では、そもそもワクチンってどういうものなのか、ということをここで押さえておきましょう。

＊　　＊　　＊

人間には、外敵から身を守るいろいろな免疫機能が備わっています。感染症に対してもっとも大事な免疫の機能を果たしているのは、皮膚です。体に入る前に病原体から身を守る、免疫機能の最前線といえましょう。

もう一つ、人間の体で重要な免疫機能を果たしているのが、血液です。通常私たちが「免疫」というときは、この血液の免疫機能のことを指すことが多いです。血液は、血漿という川の中に、白血球と赤血球、血小板などが浮かんで流れているようなものです。そのうち、免疫を担当するのはおもに白血球です。白血球には、侵入した病原菌などを食べるのが専門の細胞や、外敵から身を守るための信号を出したり、化学物質を出したりといった高度な働きをするリンパ球（T 細胞、B 細胞など）など、いろいろな種類があります。

血液による免疫には、「自然免疫」と「獲得免疫」の 2 つがあります。

自然免疫というのは、いろいろな細菌やウイルスなどの異物が体内に入ってきたときにすみやかに駆けつけて防衛する免疫機構です。いわば、万能型、よろず屋的な免疫ですね。

一方、獲得免疫は、自然免疫では太刀打ちできない相手に対して身を守る、専門家集団とでもいいましょうか。

たとえば、はしかウイルスが入ってくると、いろいろな免疫細胞が連携し、ある特定の種類のリンパ球に知らせます。このリンパ球は、はしか専門のはしか退治に特化したリンパ球（T リンパ球）です。知らせを受けて、この専門家細胞は数を増やします。このようにして、ある病原体に対応するための準備が、はしかに感染しましたよ、といか絶対悪かと問うことも無意味です。しかし、日本は予防接種に関してトラウマやルサンチマンに囚われていて、極端な反応をしがちです。

はしかワクチンの迷走ぶりを紹介しましたが、インフルエンザワクチンも負けず劣らず迷走を続けてきました。

以前は、子どもを対象に定期接種が行われていましたが、副作用があることが判明し、さらに、一九八〇年代に「インフルエンザワクチンには集団予防接種による集団の防御機能はない」とのレポートが発表されたのがきっかけとなり、ついには定期接種が中止されました。その結果、インフルエンザワクチンは十分に普及せず、多くの人が冬になるとインフルエンザになります。

インフルエンザに対しては終生免疫、一生の獲得免疫は起きません。だから、はしかと違って、一度インフルエンザになった人も、何度もインフルエンザになる可能性がありません。また、ワクチンの効果もはしかワクチンほどは強くありません。ひと言でインフルエンザ、といっても何種類もタイプがあり、一回のワクチンではすべてのタイプを網羅できません。そんなわけで、インフルエンザワクチンはその年にはやりそうなものを「毎年」接種することを勧められています。インフルエンザにも歌謡曲のように「今年の流行」というものがあり、それを予測して毎年微妙に異なるワクチンを接種します。一シーズンに一回接種するか、二回にするかはよく議論されるところですが、通常は一冬に一回だけ打てばいいといわれています。そのかわり、毎年打たなければなりません。

現在、アメリカでは、インフルエンザワクチンの接種を活発に行っています。鳥インフルエンザなどの新型感染症が話題になっていることもあり、日本でも再びインフルエンザワクチンを見直そうという動きが出ています。

インフルエンザワクチンを打てば、絶対にインフルエンザに罹らない、というわけではありません。なかには効かない人もいますし、副作用が出る人もいます。けれども、まあワクチンを接種された人を千人集めてみたら、得した人のほうが多くなるようです。打たないよりは、打つほうがいいという感じでしょう。

専門家と呼ばれる人のなかにも、ワクチンを打つな、と主張している人がいますが、それはかならずしも正しい言い方ではありません。そういう人の多くは、「インフルエンザワクチンは効くとはかぎらない、だから打つべきではない」といいます。しかし、一〇〇パーセント効くワクチンでなければだめ、とはその人の「決めつけ」にすぎません。普通の大人ならばインフルエンザワクチンは病気の予防に七〇～八〇パーセントの効果があると思います。これを高いと見るか低いと見るかは、打つ人自身が決めればいいことで、それを他人が勝手に判断すべきではないのです。「ここのカレーは一五〇〇円で高い。だから、食べるべきではない」とアドバイスする人のようなものです。高いか安いかは、各人が味と比べて判断すればよいだけなのに（もちろん、「高い」と思っている人が食べないのは、その人の自由です）。

ワクチンとは、シートベルトのようなものです。シートベルトがなくても事故を起こさない人もいるでしょう。事故に遭ったときに、シートベルトがあっても命を落とす人はいます。しかし、総じてみるとシートベルトのおかげで命が助かったという人のほうが多いのです。備えあれば憂いなし、それがシートベルトです。インフルエンザワクチンも、シートベルトと同じです。打たなくても病気にならない人はいるでしょう。打ってもインフルエンザになる人もいるかもしれません。でも、総じてみれば、ワクチンを打ったほうが得をする可能性が高いのです。

私は、「インフルエンザワクチンを打ちましょう」と推奨していますが、ワクチンだけ打っておけばいい、と考えているわけではありません。「手を洗いましょう、栄養バランスを考えた食事を摂りましょう。そのうえで、ワクチンもオプションの一つとして考えましょう」と言っています。インフルエンザは、多面的にガードすればそれだけ予防できる確率が高くなる、という感染症なのです。ワクチンはそのツールの一つにすぎません。

まず、必要な予防接種が公費で行われることが大事でしょう。必要な、と私が感じているものは、B型肝炎ウイルス、麻疹（二回接種）、風疹、おたふく風邪、インフルエンザ桿菌タイプｂ（ＨＩＢ）、肺炎球菌、水痘などです。これらのワクチンは確実に疾患やそれによる死亡率を減らすことがデータで示されており、場合によっては日本からほとんど閉め出すことすら可能です。多くの先進国では、すでに麻疹やインフルエンザ菌は「稀な」原因微生物になっています。

また、ポリオは不活化ワクチンを用いるべきで、日本の環境では副作用が懸念される経口生ワクチンはもう使用すべきではないでしょう。

「定期」と「任意」二重構造のワクチン

予防接種には、定期接種と任意接種があると先に触れました。定期接種はいわば義務に近く、定期的に打つことが決められており、無料で接種できます。任意接種は希望する人だけ打つというもので、有料です。

現在、三種混合（ジフテリア、百日咳、破傷風）ワクチン、ＭＲ（はしか・風疹）ワクチン、ＢＣＧ（結核）は定期接種、水痘ワクチンやインフルエンザ菌ワクチンは任意接種になっています。

けれども、定期接種と任意接種の二種あることが、ある意味、盲点になっています。い

COLUMN 抵抗力のない人ほど インフルエンザワクチンを

抵抗力の落ちている人にはインフルエンザワクチンを打たないほうがよい、という説があります。しかし、インフルエンザに罹りやすいのは抵抗力のない乳幼児、インフルエンザで亡くなるのは、抵抗力の落ちている高齢者が圧倒的に多いのです。抵抗力のない人こそ、インフルエンザに罹らないように、罹っても軽症ですむように、ワクチンを打つべきです。

乳幼児や小児は、インフルエンザにかかることを予防するのが目的で、高齢者の場合は、罹患そのものは防げなくても、それによる重症化、死亡を予防する効果を期待して打ちます。インフルエンザに罹っても、軽症ですめば、それはそれで得をしているのです。

「先生の言うとおりインフルエンザワクチンを打ったのに、今年はインフルエンザになっちゃった。先生のうそつき」なんていわないであげてください。あなたの知らないところで、ワクチンが善行を働いていたかもしれないからです。

かにも科学的な区分けをして、適切な対処をしているように見えるからです。しかし、この区分けには科学的な根拠など皆無です。

そして、定期接種と任意接種では、副作用が出た場合の救済システムが違うのです。定期接種は市町村の管轄なので地方自治体が救済します。任意接種では、ＰＭＤＡ（医薬品医療機器総合機構）という独立行政法人が救済することになっています。定期指定と任意指定のワクチンを打って副作用が出た場合、どちらが救済するのかは明確ではありません。つまり、二枚重ねのために責任があいまいになっているのです。

「任意で無料」が理想

私自身は、将来的には定期接種を全廃して、すべて任意接種にすべきだと思っています。基本的に医療とは、われわれ一人ひとりが納得・理解して受けるもので、おかみが強制するようなものであるべきではないからです。ただし、助成は必要です。現在、たとえば任意接種であるＨＩＢワクチンの場合、三万円くらい負担しなければなりません。これではワクチンを打ちたいと思っても、経済的な面で接種できない人が出てきます。ですから、「任意で無料」にするのが理想的です。そして、副作用の救済システムも一本化すべきでしょう。

定期接種だと、「国で決めていることだから、理由はよくわからないけれども従おう」となりがちです。せっかくの機会ですから、健康は自分で守るという当事者意識をもつチャンスにしたいものです。おかみ任せにしていると、副作用が起きたときなど、「私には何の責任もない、国が責任を取れ」と、また逆パターナリズムの世界にはまってしまいます。親に対する逆ギレですね。

メリットとデメリットの情報公開をきちんとしたうえで、すべて任意で最終的には本人が決めるというスタイルにする。医師は、「こういう効果もありますが、副作用の可能性も捨てきれません。私は勧めますが、あなたはどうしますか」と訊ねる。

こうすれば、国民の健康リテラシーの能力も上がり、万一、副作用が生じた場合にも、国だけに責任をおっかぶせることもなくなるでしょう。

オランダでは予防接種はすべて任意接種です。それでも、予防接種率は九五パーセントを超えています。オランダ政府は、「打つかどうかはみなさんが決めてください。私たちは押しつけません。でも、私たちは強く、打つことをお勧めします」という賢い誘導の仕方をしています。メッセージの出し方も、わかりやすいウェブサイトなどを利用しており、うまく国民にメッセージを伝えています。

アメリカもすべて任意接種ですが、「打たないと学校へ入れない」という少しずる賢いルールを設けており、実質的には強制のようなものです。こちらも予防接種率は高いです。日本の場合、たとえば二〇〇八年に中学一年生や高校三年生にはしかの予防接種の追加を勧めていますが、接種率は上がりません。情報の出し方に問題があるのだと私は思います。

たとえば、「ＧｏｏｇｌｅやＹａｈｏｏ！　のＨＰに広告を載せてみてはどうですか？」とＭＲワクチンの製造業者に一度提案したことがあります。そうしたら、「先生、すでにウェブでも広告はしていますよ」と反論されました。でも、調べてみたら、それは検索しないと見つからない特集ページでした。「探そうと思って探さないと見つからないもの」に、宣伝効果があるでしょうか。国立感染症研究所感染症情報センターにも麻疹ワクチンの推奨広告は載っていますが、そのようなマニアックなサイトは普通の人は見ないでしょう。

日本人は横並び意識の強い国民性ですから、接種率を高めることは、アメリカやオランダよりもむしろ容易だと思います。その証拠に、医療従事者のインフルエンザワクチン接種率は、アメリカよりも日本のほうがずっと高いのです。

識者と称する人のなかには、「日本人は予防接種がきらい」とおっしゃる人もいますが、根拠は乏しいと思います。

国による徹底的な情報公開と告知、すべて任意で自己責任、費用は無料——これが大人の国のやり方だろうと思います。

盲点4 A BLIND SPOT

新型インフルエンザ対策は万全か

怖い部分と怖くない部分

マラリア（mal'aria）とは、「悪い空気」という意味のイタリア語です。マラリアは悪い空気が起こす病気だと、長い間信じられてきました。「ペストは悪魔の仕業」「コレラは怠惰が起こす病気」など、感染症の原因に関する誤解は歴史の常です。それは、近代科学が発達する以前の話だろ、と思ってはいけません。一九八一年に発見されたエイズも、多くの人に同性愛者に対する神の罰だと信じられた時期がありました。

感染症の原因となる微生物が目に見えないということで、いろいろな揣摩(しま)憶測を呼ぶわけです。

ここ数年、鳥インフルエンザや新型インフルエンザが、年に何度か新聞やテレビで報じられるようになりました。また、各メディアで特集が組まれるなど、どちらの言葉もかなり認知されるようになってきています。

私も「新型インフルエンザは、ほんとうに怖いんですか？」と訊かれることがあります。こういう問いには、私はこうお答えすることにしています。

「もちろん怖いですよ。しかし、怖くない部分もあります。その両方をきっちり認識する必要があります」

鳥インフルエンザや新型インフルエンザは、腰を据えてかからなければ太刀打ちできない問題です。国を挙げての一大プロジェクトを立ち上げて準備する必要があります。

問題は、何が怖いのか、どこが怖くないのかをしっかり認識することです。何となく怖い、というのがいちばん問題なのです。

致死率の高い鳥インフルエンザ

鳥インフルエンザは、一九七〇年代から世界各地で見つかっていますが、基本的に人間にはうつらないといわれていました。

ところが、一九九七年に、中国に返還されたばかりの香港で、鳥にしか病気を起こさないと思われていた鳥インフルエンザが人間に発症したのです。病原は、それまで人間には関係ないと思われていたH5N1というA型のインフルエンザウイルスでした。

香港では、この鳥インフルエンザによって十八人が発症し、六人が亡くなっています。普通、インフルエンザというのは、熱がガーッと出て、大体五日くらいで治る、比較的切れのよい病気です。病気の最中は、悪寒、関節痛、頭痛でとても大変ですが、あまりだらだら引きずることがなく、後腐れがない。本来はそういうタイプのウイルスで、新生児や高齢者など抵抗力が落ちている人を除けば、命にかかわることはあまりありません。

ところが、香港の鳥インフルエンザでは、十八人中六人が亡くなっています。つまり、致死率三三パーセントです。ウイルス感染症でこんなに死亡率が高いものはとてもめずらしいのです。

これほど死亡率が高いのには、いくつか理由があります。一つには、人間には未知のウイルスに対する免疫が備わっていないから、という説明があるでしょう。人間は、免疫のできていない病気に対してひじょうに弱い動物です。未知の敵・鳥インフルエンザウイルスに対して、体の免疫システムがどう対応していいかわからずとまどっているうちに、ウイルスに侵され、死に至ってしまうのかもしれません。

もう一つ、鳥インフルエンザは、のどや鼻といった、気道の上のほう（上気道）ではなく、肺など、やられてしまうと重症化しやすい部位に感染するといわれています。通常の季節性インフルエンザは上気道に感染しやすく、肺炎は起こしにくいのです。こうしたことも鳥インフルエンザの死亡率を高めている理由なのかもしれません。

致死率の高いウイルスが強い感染力をもったら……

その後、二〇〇二年から二〇〇三年にかけて、ベトナムやタイ、カンボジア、インドネシアなど、東南アジアで、鳥インフルエンザに罹って亡くなる人が少しずつ増えてきました。行かれた人はご存じだと思いますが、このような国々では鳥と人との距離がひじょうに短いのが特徴です。都市でも田舎でも大量の鳥が檻に入れられ、車で運ばれたり家の庭で飼われているのをよく見ます。鳥と人とが密に接して暮らしている社会構造が、鳥インフルエンザが発生する土壌になっているのかもしれません。

いまのところ、鳥インフルエンザの患者数は比較的少なく、合わせて数百人という規模です。これは、鳥インフルエンザウイルスが人に対してはきわめて感染力が低いことと、たとえ鳥インフルエンザの感染が起きてもその人から別の人に感染することがとても稀なためだといわれます。季節性インフルエンザが、マスクを着けたり手を洗ったりしないとどんどんまわりに感染が広がっていくのと対照的です。

しかし、鳥インフルエンザはたしかに感染はしにくいのですが、死亡率が高いのでやっ

図6　インフルエンザの型

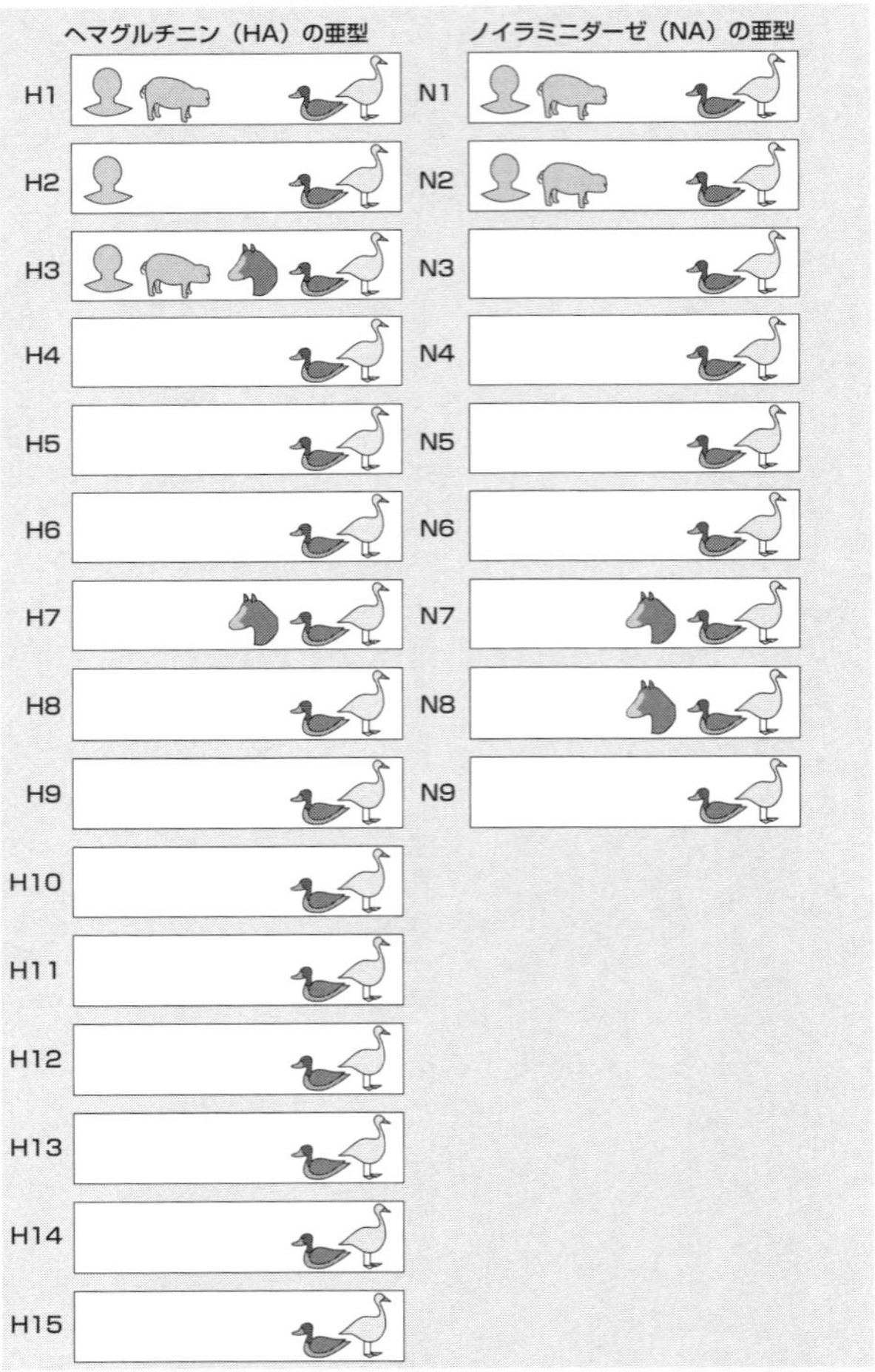

Karl G Nicholson, John M Wood, Maria Zambon, "*Influenza*",THE LANCET, Vol .362(November 22, 2003)

COLUMN インフルエンザの型って？

よくA型インフルエンザなどという言い方をするように、インフルエンザウイルスにはA型、B型、C型があります。このうち、C型はあまり病気の原因にはなりません。A型とB型が通常のインフルエンザの原因となります。毎年冬になると流行するので、「季節性インフルエンザ」とも呼びます。

もう少しだけウイルスについて踏み込んでみましょう。ウイルスの表面には、HA（ヘマグルチニン、赤血球凝集素）とNA（ノイラミニダーゼ）という糖タンパクがあります。B型のインフルエンザはHA、NAは1種類ずつですが、A型のインフルエンザには、HAに15種類、NAに9種類の亜型があります。これらの組み合わせの数だけ（理論的には135種類）ウイルスの型があるので、HとNに番号をつけて型を表しているわけです（**図6**）。

135種類の組み合わせが考えられるA型インフルエンザのうち、人間にうつるのは、H1、H2、H3の3種類、N1、N2の2種類、これらが組み合わさりますから、3×2で、計6種類があります。これにB型インフルエンザを加えた7種類のウイルスが季節性インフルエンザの原因となります。

＊　　＊　　＊

インフルエンザウイルスには、馬もクジラも、アザラシもブタも、いろいろな動物が感染します。それぞれ、かかる型が決まっています。たとえば、馬ならH7N7型とH3N8型などが有名です。

ところが、鳥は、圧倒的にその型が多いのです。とくに、カモ類はHA、NAともすべての亜種がそろっているといいます。

H1～3、N1～2以外のHA、NAをもつインフルエンザウイルスは、人にはうつらないと考えられていました。ところが、鳥から人にうつる種類のものが、近年現れてくるようになりました。

それが、いま鳥インフルエンザと騒がれているものです。

かいです。現在、鳥インフルエンザの死亡率は六〇パーセントくらいといわれています。香港で流行したときが三三パーセントでしたから、その当時と比べると倍近くになっています。どうして香港では三三パーセントだった死亡率がいま上がっているのかはわかりません。どちらもＨ５Ｎ１という同じタイプのウイルスなのに。もしかしたら、「先進国」である香港の医療レベルが死亡率を下げていたのかもしれません。

この鳥インフルエンザの遺伝子が突然変異を起こして、高い感染率をもつウイルスになったらどうなるか――このように想定されたウイルスを、日本では「新型インフルエンザ」と呼んでいます。

ただし、このような呼称は世界ではあまり一般的ではありません。外国ではＨ５Ｎ１などの鳥インフルエンザが大流行を起こすことをパンデミックフルーと呼んでいます。パンデミックとは大流行のことで、フルーとは、インフルエンザの略称です。

厚生労働省だけでは対応できない

いまのところまだ「新型インフルエンザ」は存在しませんが、そのようなウイルスが出現する可能性は高い、と危惧されています。「新型インフルエンザ」に備えて対策を講じなければと、いま私たち感染症医を含め、さまざまな専門家がこの問題に取り組んでいます。

新型インフルエンザが流行すると、人口の二〇〜四〇パーセントが感染するのではないかといわれています。入院患者は日本で五十三万人〜二百万人、死亡者は十七万人〜六十四万人と推定されています。もちろん、新型インフルエンザはまだ存在しない架空の存在ですから、もしかしたらこの予測は外れるかもしれません。もっと規模が小さな感染症で終わってしまうかもしれませんし、こちらの予測をさらに越える被害が出る可能性もあります。

新型インフルエンザは当初、厚生労働省の管轄でした。彼らは、「病人が出たら、検査をして治療をしましょう」と言っていましたが、それほど甘い病気ではありません。厚労省にようやく「新型インフルエンザ対策室」ができ、他の省庁と連携をとるようになったのは二〇〇八年度になってからと聞いています。二〇〇八年には各種ガイドラインができ、ようやく本腰を入れはじめたという感じです。しかし、治療薬のガイドラインに投与量すら規定されておらず、どうにも不出来です。

新型インフルエンザは、流行の規模が圧倒的に大きく、しかも死亡率が高いことが危惧されています。まずは、人と人の交流を止めるのがキーポイントとなります。

ある地域で流行したら、人から人への感染を防ぐために、その地域に住んでいる人が外に出ないように対策を考えなければなりません。交通を遮断して、食料をヘリで投下するとか、集会やコンサート、プロ野球の試合など、人が集まって行う活動も禁止しなければならなくなるかもしれません。交通の遮断によって起こる社会的機能の麻痺にどう対処するか、そこまで考えておく必要があります。

これは厚生労働省一省では、とても対応できない問題です。内閣府、防衛省、自衛隊、消防庁、農水省、通産省、金融庁など多数の関係省庁が力を合わせて対処しなければ、とても新型インフルエンザを押しとどめることはできないと思われます。

薬の備蓄や、医師の招集といったことも大事ですが、人権問題や倫理問題なども含めて、いまのうちにきっちり議論すべきです（医療者が新型インフルエンザ診療に従事するのは強制されるのか、そうだとしたらどこまで強制されるのか、など）。防衛問題でも治安維持が優先される場合に同じような問題が発生しますが、新型インフルエンザへの対処とはそういう規模のものだということです。ある程度の経済活動を維持しながら、社会が崩壊しないように「自宅にいる」方法とは、どのようなものなのでしょうか。医療者だけではなく、国民全員がすべてのセクションで考えなくてはならない問題です。すでに企業のなかにも独自の対策プランを立てているところがあります。役所や政府におんぶにだっこではダメなのです。われわれ一人ひとりが、自分たちにできることをやらなければなりません。

いまのところ、実質的に進んでいるのは、タミフルの備蓄など、モノによる対応です。でも、そもそも新型インフルエンザに対しタミフルがどの程度効くかはよくわかっていません。

東南アジアの例では、鳥インフルエンザでそれまで八割くらい死んでいたのが、タミフルを飲んで五八パーセントにまで下がったというデータがあります。どうやら、タミフルは飲まないよりは飲んだほうがよさそうですが、それでも半分以上の人は亡くなっています。少なくとも、タミフルを備蓄すれば新型インフルエンザ問題が消失する、というわけではないことはまちがいありません。

新型インフルエンザに罹ったら

新型インフルエンザに罹ったのではないか、と思われるときは「検査を受けて、すみやかに入院する」と、厚生労働省のガイドラインに書いてあります。少なくとも、流行初期にはそうするよう勧められています。

でもこのガイドラインには、私は反対です。

感染症の患者さんが病院に行くと、病院でその感染症が広まる危険があります。医療者や、ほかの患者さんにうつる可能性があるのです。

医療者の使命には、個々の患者の治療もありますが、新たな患者を発生させない、というものもあります。どちらも大事なのです。そこで、はしかや水ぼうそうの患者さんが出たときには、もし軽症なら病院に来ないで家でじっと静養しておいたほうがいいですよ、とお勧めします。重症であれば、これは選択の余地はありませんから、来院してもらって入院とします。

要するに、大事なのは新型インフルエンザかそうでないか、という点ではなく、患者さんが重症かどうか、です。その一点が大事なのです。たとえ新型インフルエンザであっても、比較的軽症で元気ならば、家でじっとしていたほうがいいのです。病院にも来なくていいでしょうし、たとえ来院しても入院する必要はないはずです。

アメリカやオランダの新型インフルエンザガイドラインでも、全員入院、という推奨はしていません。

日本の問題点は、病気を病原体だけで分類していることにあります。軽症でも重症でも新型インフルエンザなら入院させましょう、という考え方がその最たるものです。でも、感染症でほんとうに大事なのは病原体ではなく患者さんのほうです。患者さんが入院を必要としているかそうでないか。それはその人が体にもっている病原体ではなく、その患者さんが入院治療を必要としているか、重症かどうかが決定するのです。

私はつぎのような対策が必要だと思っています。

①軽症の場合は安静にしていれば大丈夫だということを伝える

軽症の場合は、家で安静にしていることがもっともメリットのある対応であることを、国民に知らしめておくことが大切です。

また、乳幼児や高齢者、基礎疾患のある人は重症化する可能性が高いこと、「何度以上の熱が何日続いている場合」「症状が出て何日たつのに悪化し続けている場合」など、重症かどうかの判断基準を明確にしておく必要もあります。

②開業医などを活用し、電話で患者からの相談を受ける

もちろん、「軽症の人は安静にしていなさい」と言われても、不安は消えません。開業医がいつでも電話相談に応じる体制をとり、現在の症状や経過を聞いて、自宅安静かそうでないかを判別したり、薬を処方する場合は郵送してはどうかと考えています。これならば、患者は外出する必要がありませんし、開業医も電話ですますことができます。多くの医療者が自分自身が新型インフルエンザに罹ることを心配しています。私自身も、自分が新型インフルエンザになったらどうしよう、と不安になります。すべての医療者に新型イ

ンフルエンザ診療に従事するよう強制することはできませんし、するべきでもないでしょう。

直接患者さんを診なくとも、電話相談のニーズは大きいと思います。これを多くの医師がやってくれれば、病院への不要な来院者も制限できます。自宅で不安に思っている患者さんに安心を提供することもできるでしょう。もちろん、電話相談であれば二次感染の心配もありません。

じつは厚生労働省は、保健所を中心に電話で情報を流す「電話サービス」というシステムをつくろうとしています。私はそれではうまくいかないと思います。なぜなら、保健所というのは、社会全体の保健衛生に重点を置く機関だからです。臨床感染症学のトレーニングも受けていません。プロの医師ですら、電話で患者が重症か軽症かを見きわめるのはとても難しいものです。まして、臨床医学のプロでない保健所職員では絶対に不可能です。結局、「電話ではよくわからないのでとりあえず病院に行ってください」となるに決まっています。これでは電話外来の機能を果たしているとはいえないではないですか。

ボストン赤潮事件

一九七二年九月十四日の早朝、アメリカのボストンの北にあるプラム島で、カモメやアヒル九十五羽の死体が見つかりました。

ちょうど同じころ、プラム島から南に下った場所で発見されたのは、水辺一面に広がる赤茶けた物質でした。発見者である海洋学者がハツカネズミ二匹にこの物質を与えると、二匹は八分後に死んでしまいました。

この二つの事柄は、地元の公衆衛生課に別々に報告されました。ワシントン出張中だった州保健局のビクネル局長にもすぐに連絡され、ビクネル氏はすぐさま地元に戻ることにしました。

係の職員たちは、まず赤茶色の物質がゴニオラクスという海草であることをつきとめます。まだインターネットもない時代、職員は文献をめくって調べ、ゴニオラクスについての論文を探し出しました。それによると、ゴニオラクスの毒は人間が食べれば十二〜二十四時間のうちに死に至る可能性があり、致死率は二〇パーセント、治療法はなく、火を通してもその毒性を取り除けないとわかりました。

カナダでは毎年ゴニオラクスを含む貝を食べた人の死亡例があることが、別の論文からわかりました。カナダの当局に電話で問い合わせると、ファクスもない時代ですから、ゴニオラクス対策のマニュアルを職員がもってきてくれるといいます。

この時点で、最初の発見からまだ数時間、十四日の午前中でした。保健局の人たちは、どう対応をとるか悩みました。ボストンの名産はシーフード、ほうっておけばゴニオラクスに毒された貝類が人の口に入ってしまうかもしれません。しかし、まだ被害者は出ていません。もしかしたら、だれも被害に遭わないまま事態が収束する可能性がないとはいえません。

ここでビクネル局長をはじめとする保健局の人たちは決断します。「最悪の想定に基づいて行動する」。

局長が州知事を呼び出して事態を説明すると、知事はすぐさま局長に全権を委任しました。州職員全員――医療従事者も警察官も――が局長の命令に従うという態勢をとったのです。

午後二時に、すべてのマスメディアが集められ、局長による記者会見が行われました。「州民の命を守るため、シーフードを一切食べないよう、大々的に宣伝してください」。

翌日には、ビクネル局長は、ボストンの全住人に非常事態だから「シーフードを食べるな」と命じました。レストランや業者にもシーフード禁止の通達がいきます。魚市場での取引も禁止。パトカーはシーフードレストランをまわり、客にシーフードを出さないよう呼びかけました。反発する業者もいましたが、ビクネル局長は「あなたの店で被害に遭って死亡する人が出たらどうするのか」と説得しました。

わずか二十四時間あまりの間に、これだけの対策が採られたのです。結局、二十六人の患者が発生しましたが（うち二十四人は宣伝前に貝を食べていた）、死者はいませんでした。宣伝のかいあって、すぐに対症療法を受けたためです。

迅速な決断と徹底した対応が功を奏した事例といえるでしょう。

感染症対策で大切なことは

保健局は、ハマグリ（clam）などの貝類を食べなければ被害に遭わないことを知っていました。しかし、clamは「白いスープに入っているシーフードすべて」を指す言葉でもあります。だから、「クラムとムール貝はだめで、その他は食べても大丈夫」といった場合に、「ハマグリとムール貝はだめだけど、あとは大丈夫」とか「白いスープに入っているシーフードとムール貝以外ならいい」と取られる可能性がありました。また、州外でとれたものならば危険性はありませんでしたが、取引の過程でまちがいが起こることもありえます。そこでシンプルに、万が一にも誤解やまちがいが生じないよう「最悪の想定に基づいて」考え、「すべてのシーフードを禁じる」と言ったわけです。

ゴニオラクスの毒性が安全な域に下がり、すべての禁止が解かれるまで、一か月かかりましたが、被害は最小限に抑えられました。ボストンでは、一九七二年以後も何度かゴニオラクスの被害に遭っていますが、いまにいたるまで一人も死者を出していません。

感染症対策で大事なのは、予算を組んで予算を使うことではありません。人員の整備や発熱外来といった箱物をつくることでもありません。

大切なのは、勇気です。未曾有の事態に対して目を背けることなく、リスクを背負ってでも信念を貫き、正しいと信じる方策をとり続ける。失敗したら自分が責任を取る覚悟も決める。これがあるべき医療行政の姿です。ビクネル局長が批判をおそれず、責任ある態度を貫いたから、ボストンの住民の健康は守られました。

翻って、日本の厚労省にいちばん足りないのが勇気です。彼らは、世間でいわれるような能なしではありません。怠惰でもありません。世界の官僚で、おそらく日本の官僚はいちばん勤勉なのではないでしょうか。国会答弁を書くために毎晩深夜まで仕事をしたり、役人は大変なのです（ただ、なぜ国会答弁の原稿を役人が書かねばならないのか、という根源的な疑問をもつことも大事ですが……）。

彼らにないのは、勇気です。過去の習慣や慣習から決別する勇気、日本と世界の差を直視する勇気、責任を取る勇気がないのです。日本の役人にはそれだけが足りないのです。

ほんとうは、勇気こそが高級官僚に必要な資質なのですが。

盲点5 A BLIND SPOT

真剣味が足りないエイズ対策

エイズはいまや「死の病」ではない

エイズ（後天性免疫不全症候群、Acquired Immune Deficiency Syndrome：ＡＩＤＳ）は、ＨＩＶ（ヒト免疫不全ウィルス、Human Immunodeficiency Virus）による感染症です。ＨＩＶはヒトの免疫細胞に感染し、免疫細胞を破壊して免疫不全を発症させます。

世界ではこれまでエイズのために二千万人以上の人が死亡し、現在は四千万人ともそれ以上ともいわれる人がＨＩＶに感染しています。現在、世界の保健・医療の面で、もっとも重要な問題となっています。

アメリカではじめてエイズが発見されたのは、一九八一年のことです。当時、エイズは元気な若者がどんどん亡くなっていく難病でした。私の友人や上司、後輩の医師にも、エイズを診療している医師たちがいましたが、感染経路もよくわかっていなかった時代です。心あるドクターでも、診療行為そのもので自分にエイズがうつるのではないかとの不安を抱きながら診療していたようです。どんな治療もエイズの進行を止められませんでした。私も学生のとき、患者の記憶や記録を残そうと、「メモリアル・キルト」といって、エイズで亡くなった人への思いを縫い込んだキルトをつくるキャンペーンにエネルギーを割いていました。当時、私たちにできることは、予防活動と死んでいった患者さんたちの魂を弔うことだけだったのです。

それから二十五年以上たち、エイズの治療法は飛躍的な進歩をとげました。患者さんのウイルス価やＣＤ４と呼ばれる免疫機能をチェックしながら、抗ウイルス薬などによる適切な薬物治療を続けていけば、病気の進行をコントロールできるようになっています。エイズは「死の病」ではなくなり、糖尿病のようにどこにでもある慢性病の一つになったのです。残念ながら「根治」はできないので、服薬・通院は続けなければいけませんが。

もちろん、死ななくなった、といってもエイズの問題が消失したわけではありません。人間、死ななければいいというものではないのですから。エイズ患者さんは毎日薬を飲み続けなければいけません。その薬にも副作用などの問題があり、リスクフリーではありません。長い間治療をしていて、がんやその他の合併症を起こすこともあります。社会の差別や偏見とも闘わなければいけません。

エイズイコール死、という時代は終わりを告げました。しかし、やはりエイズにはならないほうがよいのです。ＨＩＶには感染しないほうがよいのです。私たちにとってエイズは「終わった」問題ではなく、真剣に対策を取っていくべき大問題であることには変わりはありません。

先進国でＨＩＶが増えているのは日本だけ

ＨＩＶ感染者数・エイズ患者数は、先進国のなかではだんだん減りつつあります。ところが、日本は先進国のなかで唯一、ＨＩＶ感染者数が増え続けています。いったい何が盲点になっているのでしょうか。

一九八〇年代の感染者・患者数は三千人程度でしたが、現在は一万人以上といわれています。しかも、二〇〇七年度の新規の感染者数は千三百人以上で、今後さらに増えていくと予測されています。これは統計上、明らかになっている感染者数だけですから、検査をしていない、潜在的な感染者はこの何倍かもしれません。

このように放置できない状態にありながら、いまの日本では、感染している可能性の低い人が病院で手術前に検査を受け（これは、感染の有無を知り手術中にスタッフへの感染を防ぐためでもある）、ほんとうにリスクのある人——不特定多数の人との性交渉があったり、性感染症があったり——が見逃されている、という本末転倒のことが起きています。

一九八〇年代、日本のエイズ患者さんの多くは血友病をもつ人たちでした。いわゆる薬害エイズの被害者で、ＨＩＶ感染者の血液が混ざった非加熱の血液製剤を用いたために、ＨＩＶに感染したのです。しかし、現在では、血液製剤や輸血でＨＩＶ感染が起きることはきわめて稀になりました。日本では、現在の新規のＨＩＶ感染は、ほとんどがセックスによるものです。つまり、セックスをしているかぎり、老若男女、誰にでもＨＩＶ感染の危険があるということです。

ＨＩＶ感染の広がりを防ぐためには、まず感染者を見つけることが大事になります。多くの人は自分がＨＩＶに感染しているという事実を知りません。ＨＩＶは感染しても、初期にはほとんど症状がありませんし、感染からエイズを発症するまで十年かかることもあります。そのため、自分が感染者であると知らないままセックスをして、その相手を感染させ、その感染者がまた知らないままだれかとセックスをして……というように広がっていく可能性があるのです。

ですから、ＨＩＶの感染予防には、潜在的感染者を見つけることが重要です。

けれども、厚労省がやっていることといえば、「保健所での検査を無料にした」ということくらいで、しかも、それを広く知らせる工夫が足りません。

保健所がどこにあるかも知らない人がたくさんいます。ＨＩＶ検査は病院でも受けられるのですが、こちらは有料です。本気で取り組むのであれば、みんなが行きやすい病院や診療所での検査も無料にすべきなのではないでしょうか。少なくとも、現在、感染者は増加しているのです。「現状維持」が許容されてはいけないはずなのですが。

「集約型」ではなく「分散型」の治療を

「エイズ拠点病院」というのは、エイズ診療の中核的役割を果たすという位置づけの病院です。それ以外でも治療できる病院はあるのですが、多くの患者さんが拠点病院を利用しています。エイズ拠点病院は、エイズ診療の中核的役割を果たす病院として、それぞれの地域におくこととされています。

しかし、エイズ拠点病院へのエイズ治療の集約化によって何が起きるかというと、患者が拠点病院に集められてしまうので、一般の病院は「ＨＩＶは怖い、診たことがない、だから診られない」とエイズの診療を避けるようになり、経験が蓄積されないためにさらにＨＩＶに対して消極的になるということです。

私は、むしろ分散化して「誰がエイズを診てもいい」という方向に行くべきだと思っています。

ところが、厚生労働省は、拠点病院のさらに上に「中核拠点病院」を作り、まさに屋上屋を架そうとしています。時代に逆行していると思います。

拠点病院のなかでも、ＨＩＶを多く診ている東京の国立国際医療センターや都立駒込病院などは、いま、患者で満杯状態です。一方、拠点病院とは名ばかりで、まったく診療をしていないところもあり（「なんちゃって拠点病院」という）、病院間格差が広がっています。ＨＩＶ感染者がたくさん集まる、満杯状態の病院では、ゆっくり診ている暇がありません。患者さんが集まりすぎると、医療の質が落ちてくる可能性があります。このような偏りをなくすためにも、エイズを拠点病院に集中させず、どこの病院でも診ることができるようにすべきだと思っています。もちろん、いちばん大事なのは診療の質なので、エイズ診療ができるかどうかは、その医療の質が担保されているかどうかで決定されねばなりません。ＨＩＶ領域は、ほかの病気と比べ、治療法の進歩がひじょうに速いのが特徴です。病気ごとに診療法をまとめた「診療ガイドライン」は、五年から十年のスパンで新しいデータに基づいて改訂されるのが普通ですが、ＨＩＶの「診療ガイドライン」は、半年ごとという異例のスピードで改訂されています。ですから、よほど身を入れて勉強していないと追いつけません。

ＨＩＶに感染したかどうか心配な場合は、診療所で診てもらい、深刻な症状に陥っていれば専門家のところへ行くというふうになれば、糖尿病と同じような安定した診療を受けられると思います。

差別を超えるノーマライゼーション

エイズをいまだに特殊な病気として扱っていることが日本の医療の、あるいは政治・行政のレベルを表しています。特別扱いは差別の裏返しでもあります。エイズを特別扱いする制度が「エイズは特殊な病気」というイメージを助長していることは否めません。

エイズ患者さんのなかには、自分の親きょうだいとも決別状態になっている人が少なからずいます。友人にも自分の病気のことを打ち明けられない人もいます。ＨＩＶ感染にはさまざまな支援制度があり、それを利用することができるのですが、その手続きをしに役所に行くと病名がばれるので嫌だ、と公的支援を拒む患者さんもいます。田舎の小さな自治体では、役所の受付の人が自分の知り合いだったりすることもめずらしくないのです。

感染症という病気にはしばしば差別という問題がついてまわります。古くはハンセン病（昔はらい病と呼ばれていた）がそうでした。現在でも、結核患者さんは周辺からの差別があるそうで、保健所の職員が訪問すると近所に病名がばれて困る、と苦情をいわれることがあります。

もちろん、差別を看過していいわけはありません。差別の問題には真摯に取り組んでいかなければなりません。しかし、差別はけしからん、といえば差別がなくなるというものでもありません。では、いったいどうすればよいのでしょう。

大切なのは、ノーマライゼーションだと私は思っています。エイズを特別視して、特別な加護を与えて対処していくというのは、短期決戦的には必要でしょう。けれども、最初の混乱期を抜けたら、特別扱いは逆に問題になるのではないでしょうか。エイズが糖尿病や高血圧と同じような扱いになり、普通の医療機関で普通の医療として診療されることが望ましいと思います。

たとえば、多くの病院ではＨＩＶの検査をするときに書面での同意書を必要としています。ほかの血液検査では、「検査しますよ」と口頭でいうだけで了解されるのに。同じ性感染症でも、Ｂ型肝炎ウイルスの検査では書面の同意書など必要ありません。ある意味、このような態度こそが差別的なのではないかと思います。

ただし、特別扱いしないから予算もつけない、という話では困ります。実際、いま厚生労働省はＨＩＶ関連の予算を減らす方向に進めています。地方自治体でもＨＩＶ関連の予算を減らしています。千葉県では、妊婦のＨＩＶ検査を県からの補助で実施していましたが、それが打ち切られました。その理由は、「ほかの県ではやっていないのに、なぜうちの県だけやらなくてはいけないのか」という悲しいものでした。何のために保健・行政の仕事をしているというのでしょう。

マスコミも、薬害エイズでは連日のように報道していましたが、最近ではほとんど取り上げません。

ＨＩＶの感染拡大を抑えるために私たちにできることはまだまだたくさんあります。日本はＨＩＶ問題について、もっともっと真剣に取り組むべきなのです。

盲点6 A BLIND SPOT

薬は誰のものか——無責任な許認可のしくみ

薬は製薬会社のもの？

医療用・一般用（市販）を問わず、薬にはかならず「添付文書」を付けることが、薬事法で定められています。市販の薬を買ったときに、「説明書」として付いてくるものがそれです。薬の効能や使用上の注意をそこに明記しなければなりません。

こういう大切な文書にはまちがいはないだろう、と多くの人は思っているはずです。なにしろ法律で規定されている公文書なのだから、いい加減なことが書いてあるわけがない。普通の人はそう思うはずです。

しかし、日本の薬の添付文書にはじつはまちがいが少なくないのです。しかも、そのまちがいを医師が指摘しても、なかなか直してもらえません。

たとえば、一日四回投与すべき抗生剤が、添付文書には「一日二回投与でよい」と書いてある、このようなまちがいはしょっちゅうです。こんな問題があるのは世界広しといえども日本だけです。どうしてこんなことになってしまったのでしょう。

現在、薬の審査をしているのは、「医薬品医療機器総合機構（ＰＭＤＡ）」という独立行政法人です。

ここに、私が「この薬は一日四回投与すべきで、それを一日二回投与でよい、とした添付文書は科学的妥当性がない」と知らせたとします。しかし、ＰＭＤＡはそれを受け入れません。「うちの管轄ではない」という返事が返ってくるのです。

薬の添付文書は、それぞれ製薬会社が作成します。添付文書を含め薬の審査をするのがＰＭＤＡで、それをもとに許可するのが厚労省の許可管理課です。添付文書がまちがっていた場合に訂正するのは、厚労省の審査管理課です。

では、この厚労省の審査管理課に訴えるとどうなるかというと、「添付文書を訂正できるのは、それをつくった製薬会社だけ」と突っ返されます。

そうか、やっぱり製造元かと製薬会社に問い合わせると、煮え切らない対応しかしてくれません。製薬メーカーは、薬の説明書を訂正するような地道なことにはあまり熱心ではありません。直接の利益につながらないことに、お金や労力をかけたくないのです。しかも、まちがいを正すことが自社の営業に不利になるとしたら、よけいに不熱心を通します。結局、製薬会社にとって都合のいい訂正しか受け入れられないということになります。

この無責任の連鎖と、「一回まちがえると修正が効かない」日本独特の行政スタイルが、正しい抗生剤の使い方を阻んでいます。

たとえば、厚労省やPMDAが権限をもって製薬会社に強制すれば、問題はたちどころに解決するはずです。しかし、日本の場合は製薬会社が申請し、役所が承認するという申請・承認というスタイルを取っており、そしてそれ以外のやり方を一切認めていません。このようないびつなやり方なので、いつまでたってもまちがいが是正されないのです。

人間がまちがいを犯すことは、あるでしょう。そのこと自体は問題にはしません。しかし、まちがいを認識したときにそれが修正されないのは深刻な問題です。日本の行政の特徴は、まちがっていても認めない、まちがっていても直さないというところにあります。まちがいを犯すことそのものよりも、まちがいを認めたがらない、修正できないところが日本のお役人の質が低い最大の理由の一つです。そのバックボーンには、「勇気がない」「責任感がない」という体質にあることは疑いようもありません。

添付文書がまちがっている理由

では、添付文書に科学的な妥当性のない記述が載ってしまうのは、なぜでしょうか。

一つは、日本では、薬の副作用で問題を起こしたくないという思いが強く、薬を少なめに記載する傾向があることです。しかし、副作用を出さないことを最優先すると、必要量以下の薬で病気が悪化する、ということも起こりうるわけです。

「万が一にも副作用で死者を出したくない。そのためには病気で亡くなる人が出てもやむをえない」。ワクチンのときも出てきたゆがんだ論理が、ここでも顔を出します。副作用で死ねば原因が明らかですが、病気で死ねば必然と思われて問題にならない、という不作為の悪意がそこには潜んでいます。

もう一つは、審査レベルの問題です。審査をするときに、「科学的に妥当かどうか」を十分には追究していないのです。たとえば、最近ジェニナックという新しい抗生剤が認可されましたが、その根拠となる臨床試験はクラビットという薬との比較試験でした。しかし、そのクラビットの使用方法が科学的に正しいやり方ではありませんでした。クラビットの量が少なすぎたのです。それでも、結局、ジェニナックは、正しくない使用法のクラビットに「劣らない」という理由で認可されました。イースタンリーグ（二軍戦）で引き分けることができる、という抗生剤がほんとうにいい薬なのかどうか。このような評価方法でほんとうにいいのでしょうか。

リスク回避に走る厚生労働省

薬やワクチンの副作用について、マスコミをはじめとする世間の目が厳しくなったのは、サリドマイド、スモン、予防接種、それに先ごろ問題になったフィブリノゲンなど、薬害の問題が起こったからです。それらは訴訟にまで発展し、薬害に対する怒りから厚生労働省が糾弾されました。その結果として、現在、厚生労働省は萎縮しています。

厚労省は、「責任を取れ」と追及されることに懲りて、「これからは、自分たちが責任を問われないかたちで薬を認可していこう」「副作用が懸念される場合は、全否定。とにかく禁止にしてしまおう」という方向で動いていると私は思います。これはとても危険なことです。その薬によって恩恵を受ける人のほうが多い場合でも、みすみす除外してしまうからです。

薬の使用方法で、「使ってはダメですよ」という命令をする表現で、「禁忌」という言葉があります。禁じて忌み嫌うというきつい言葉を使っています。英語では、禁忌に近い言葉に contraindication という言葉があります。「適応から反対の方向を向いていますよ」という意味です。

この禁忌がやたら多いのが日本の添付文書の特徴です。あれに使ってはダメ、これに使ってはダメ、ととにかくやたらに禁忌になります。

典型的な例が、抗精神薬の「リタリン」です。リタリンは特殊なうつ病などに効く有用な薬です。ところが、乱用する人が出てきたために、「なぜ野放しにしているのか」「管理不行き届きだ」と、厚労省は批判されました。その結果、厚労省は、ごく一部の病気を除いてリタリンを使用禁止にしてしまいました。現在は、リタリンを処方できるのは講習を受け登録した医師に限られ、しかもナルコプレシーという睡眠障害の一種にのみ使用可、ということになっています。

でも、このような対応は明らかに過剰反応です。リタリンは使い方しだいなのです。ところが、厚生労働省はナイーブなエリートが多いのか、批判されるとすぐ反対側に振れてしまいます。まあ、厚労省の役人もかわいそうといえばかわいそうではあります。各課の担当部署には、わずか数人しかいません。その人数で、やっつけ仕事で感染症関連のすべてを掌握し、対策をとっていくのは、相当無理があります。

しかも、二、三年で担当を移動するので、感染症のプロが育ちません。その道のトレーニングを受けたわけでもなく、いってみれば素人です。

たとえばオランダでは、感染症課の病院感染管理の担当者はその道二十年のベテランでした。日本で役人を頻繁に移動させるのは、防衛省の装備品調達をめぐる汚職事件のような癒着を防ぐためだといいます。それも一理あるのでしょうが、そのために、プロを育てないというのも本末転倒です。

何でもできるジェネラリストを育てるため、ともいいますが、その実やっていることはジェネラリストというより専門家、スペシャリストの仕事です。その証拠に、自分の担当している部署以外の仕事は「担当が違うので」と冷たく対応を断ります。要するに、彼らは各部署を数年ごとに「専門家ごっこ」をしながら延々とローテート研修していく、生涯、研修医みたいな人たちなのです。今年は心臓外科医、来年は精神科医、というように。

新型インフルエンザ対策室ができ、必要な仕事には人数が必要だ、という認識はとれてきました。ＰＭＤＡも増員する予定です。しかし、根本的な組織構造が変わらなければ、作業規模が大きくなるだけで、あまり本質的な改善は望めないような気がします。

盲点7 A BLIND SPOT

感染症のプロが育たない

がんセンターの感染症診療の実態

がんの治療として化学療法（抗がん剤治療）を受けると、免疫力が落ちます。当然患者は、感染症にかかりやすくなります。そのため、がんセンターには、感染症のプロが必要です。アメリカのスローンケタリングがんセンター、MD．アンダーソンがんセンターなど、有名ながんセンターには、かならず感染症のドクターがいます。

ところが、日本の数あるがんセンターのなかで、感染症のプロを置いているのは、前述のように静岡県立静岡がんセンターだけです。これは世界的にはきわめて非常識なことです。

日本では、たとえば胃がんの手術を受けると、外科医が手術をし、その後の化学療法もし、熱が出れば抗生剤を出したりしています。一人の医師が治療の最初から最後までかかわる、ということは悪いことではありません。ただ、いまの医学は十年前、二十年前と比べ、ひじょうに高度になっています。その分、専門知識が必要なのです。一人の医師が手術をし、化学療法もし、合併症のケアもし……というのは、不可能になりつつあります。そこで、アメリカでは専門家同士で分業をしているのです。

感染症のプロがいないと、抗がん治療中に熱が出ても、抗がん剤の副作用なのか、感染症が原因なのか、ただの風邪なのか判断できない場合もありますし、その判断に則っての適当な処置ができない可能性があります。

また、がんの治療には抗生剤をたくさん使うため、耐性菌を生じやすく、院内感染の可能性も高まります。じつは、多くのがんセンターで、ひじょうに不適切な感染症診療が行われているのです。がんが正しく治療されても、合併症の感染症がきちんと治療されていなければしかたがありません。患者さんは「がんの治療をしてほしい」のではなく、ただただ「よくなりたい」のですから。

日本でもすべてのがんセンターに感染症医を配置するべきです。

臨床感染症のプロが少ない

しかし、がんセンターで感染症医を配置したいと決めても、じつは、いまの日本でそれを実行するのはきわめて困難です。

なぜかといえば、現在、日本には臨床感染症のプロがひじょうに少ないからです。現在、医療崩壊の流れのなかで、小児科医、産婦人科医、麻酔科医、病理医などの数が足りない、という議論をよく聞きます。しかし、感染症医くらいプロの数が少ない領域はめずらしく、そのマンパワー不足は小児科や産婦人科の比ではありません。

たしかに感染症関連の学会（微生物の学会には日本臨床微生物学会、抗生物質の学会には日本感染症学会、日本化学療法学会、感染管理の学会には日本環境感染学会などがある）はそれぞれ「専門医」やそれに類似した認定をしていますが、感染症診療の能力を正当に審査したわけではありません。二〇〇七年まで、「専門医」の条件は、学会に会費を納めて試験を受け、知識があることを示すだけでよかったからです。信じがたいことですが、感染症専門医になるために臨床現場でトレーニングし、専門の指導医に指導を受けることが義務づけられたのは、二〇〇七年になってからです。

ＩＣＤと呼ばれる感染管理担当ドクターの認定制度もあります。こちらはなんと、三回の講習会を受ければ認定されるシステムで、試験すらありません。自動車免許を取得するほうがずっと難しいのです。これでは、病院の感染症の質を担保することなど到底不可能です。じつは、感染症認定制度は医師以外の専門職のほうがずっと進んでいます。感染管理看護師（ＩＣＮ）など、ナースや薬剤師、臨床検査技師は厳しいトレーニングを経て感染症の専門家になります。いちばん甘やかされているのが医師なのです。

ほんとうの意味での感染症のプロを育成しないかぎり、いつまでたっても日本の医療現場はよくなりません。ほんとうに日本は遅れているのです。

微生物学と感染症学の違い

「日本細菌学の父」と呼ばれる北里柴三郎を嚆矢として、日本は、伝統的に「微生物学」に強い国です。それに比べて「感染症学」は欧米諸国に二十年は遅れています。微生物学者はいても、感染症学のプロが少ないのです。

微生物学と感染症学は別の学問であり、似て非なるものです。

たしかに感染症は微生物によって起こる病気ですが、微生物学は微生物の研究をするのが主で、臨床感染症学は病気を治すのが仕事です。

たとえて言うなら、微生物学者は、車の車体を作ったり、エンジンを作ったり、あるいは新しい車を開発するのがメインの仕事、ということになるでしょうか。これに対し、私たち臨床感染症医は、その車に乗って、実際に走るのが仕事です。

どちらが大切、ということではありません。エンジンを作るのも、運転をするのも大事なことです。伝統的に、日本はエンジンづくりはとても強いのですが、運転が苦手、というアンバランスな状態でした。さらに悪いことに、エンジンを作っている（けれども運転は得意ではない）人たちが、ヘルメットをかぶって運転しており、レーサーとして認識されてきました。つまり、微生物学者が臨床的な決めごとをしたり、判断をしたりすることが多かったのです。

エンジンを作ることに秀でている人が、運転もレーサー並みにうまいかといったら、そういうことはありません。レーサーにとって大切なのは、「いつハンドルを切ればいいか」「目の前に車がいたらどうしたらいいか」「路面が濡れているときはどうしたらいいか」という、個々の状況に合わせた臨機応変な判断と対応能力です。エンジンを作るのに必要な技術や能力とはまるで別物です。逆に、エンジンに無知なレーサーがエンジンをいじってもいいことはないでしょう。適材適所が大事だということです。

もちろん、微生物学はひじょうに重要な学問です。日本の微生物学はとても優秀です。ただ、臨床で感染症の患者を診る場合、微生物の知識だけではうまくいかないのです。

微生物学の場合、たとえばある大学では大腸菌、ある大学ではＭＲＳＡ、別の大学ではマラリア、とそれぞれ専門とする病原体が決まっています。だから、一旦、診断がついてしまえば、「MRSAについては世界の誰よりも知っている」微生物学者は活躍できます。しかし、一種類の微生物の研究に特化している微生物学者は、高熱に苦しんでいる人がいるとき、症状を起こしている原因を総合的に判断することは難しいでしょう。「私は三日前からMRSAの感染症です」といって患者さんは病院にはやってこないのです。

感染症は、前述のようにファジーな病気です。診断には、その患者の個人的ファクターが大きくかかわってくることも、前述しました。一直線に原因追究とは、なかなかいかないのが感染症です。

繰り返しますが、日本の微生物学のレベルは高く、微生物学者は優秀です。問題なのは、適材適所の役割分担ができていないことです。日本では臨床のできる感染症医がひじょうに少ない、このアンバランスが問題なのです。微生物学者は、ますます日本で活躍し、学問的にも発展していくことが期待されています。彼らがヘルメットをかぶり、ハンドルを握らなくてもいいよう、得意なエンジン開発や製作に専念できるよう、感染症のプロの数をもっともっと増やし、質を高めていかねばならないのです。

感染症でもっとも重要なのは「病歴聴取」

感染症の治療には、抗生剤が大きな役割を果たします。細菌が原因だと思われる病気には、抗生剤を使うからです。

抗生剤といってもさまざまですが、大きくは、多くの細菌を対象にする広い抗生剤（広域抗生物質という）と、狭い範囲の細菌を対象にする狭い抗生剤（狭域抗生物質）に分けられます。

「広い範囲に効くほうが当たり外れなく病気が治るんだから、いいんじゃないの」と思うかもしれません。しかし、体内にはつねにさまざまな菌が生息しています。広い範囲の抗生剤は、それらを闇雲に殺してしまうことにつながります。だから、なるべく的を絞り、狙った細菌だけを殺して、体に必要な菌は残したほうがよいのです。また、できるだけ耐性菌が生じにくいように選ぶことも大切です。

抗生剤選びは、感染症のプロにとって、磨いた腕の見せどころでもあると同時に、つねにその腕が試される試練の場でもあるのです。

狭い抗生剤を使ってピンポイントで菌を狙うには、正確な診断が不可欠です。正しい診断をせず、ぼんやりと患者さんを診ていると、「何でも効く」広域抗生剤を使わざるをえなくなります。抗生剤の使い方を見れば、正しい見積もりがきちんとできているかどうか、ちゃんと患者さんの診立てができているかどうかがわかります。

そのためにはまず、症状を診て話を聞き、必要なら検査をして、どんな感染症（またはその他の病気）の可能性があるか考えます。感染症が疑われれば、どこの臓器でどんな微生物が悪さをしているのか、病名をさぐり、原因となる微生物を絞り込んでいきます。抗生剤を使うか否か、使うとすれば、多くの種類の抗生剤のなかからどれを選択するか、的確に判断していかなければなりません。

私が研修を受けた沖縄県立中部病院は、古くからハワイ大学と提携しており、喜舎場朝和（きしゃばともかず）先生のもとで、アメリカ式の感染症教育を取り入れていました。日本人としてはじめてアメリカの感染症専門医の資格を取られた喜舎場先生から、診察室で患者さんと向き合い、病歴聴取することを徹底的にしごかれました。

当時の私は、抗生物質を選ぶだけなのに、なぜそんなに患者さんと話をして、面倒な病歴聴取をしなければならないのか、理解できませんでした。でも、この部分は感染症のプロを育てるうえで、ばい菌や抗生剤の知識同様、あるいはそれ以上に、とても大切な知識だったのだと、ずっとあとになってわかったのでした。

問題解決型の医学教育を

感染症の患者を対象にするには、熱があったらどうするか、どんな原因が考えられるか、それを解決するには、どんな方法がふさわしいか、といった問題解決型の医学教育が欠かせません。つまり、問題があって、そこにどうアプローチしていくか、ということがとても大切なのですが、日本の医学教育では、全般的にそのへんがひじょうにお粗末です。

「なぜ（why）」という疑問をもち、それに対する答えを見つけるのが問題解決型の学習法です。しかし、日本では伝統的に学習者に why という気持ちをもたせることをしてきませんでした。どちらかというと、what, how much, how many という点に注目し、何をどのくらいかという「事実」をひたすら教え、暗記させたのです。このような学習法だとたくさんの知識をもった「物知り」ができ上がりますが、問題意識をもって目の前の現象を正しく解釈して、正しい判断をして、という頭の使い方ができなくなります。

現在は、日本の大学でも「プロブレム・ベースド・ラーニング（ＰＢＬ）」と呼ばれる問題解決型の教育をはじめています。これで、正しい頭の使い方ができるようになるかというと、そうとも言い切れません。日本のＰＢＬは臨床問題が出てきて、学習者が自分で問題を見いだして、というふうに学習していきますが、実際には「なぜ」の部分はおざなりです。たとえば、「肺炎」のケースが出てくると、結局肺炎の部分を教科書で勉強して「知識を増やす」だけなので、本質的には従来の学習法とあまり変わらないのです。授業を受けるか、自分で本を読むかの違いです。

それに、ＰＢＬをいくらやっても、そこに感染症のプロは参画していません。理由は簡単で、日本には感染症のプロが少なすぎて、ＰＢＬに参加できないからです。「なぜ」という疑問の立て方が妥当だったかどうか、誰にも検証できないのです。

たとえば、学習者は「熱が三十九度も出ている肺炎だから、重症肺炎だろう。だから、すごく広い抗生剤を使うのが正しい」と考えるかもしれません。

感染症のプロであれば、体温と重症度はかならずしも連動した概念ではないし、重症感染症なら広い抗生剤が正しいというのも妥当ではない、と知っています。**考えの筋道のまちがい**を指摘できるのです。しかし、感染症のプロでなければそのような知識はないかもしれません。そうなると、学習者は自分のまちがいを修正してもらうチャンスを見失い、まちがったまま覚えるかもしれないのです。いくら学習者中心でも、まちがいを覚えてはしかたがありません。

勉強では、基本と応用の両方が大切です。松尾芭蕉の言葉につぎのようなものがあります。

「格に入りて、格を出でざるは時に狭く、また格に入らざる時には邪路に走る。格に入りて格を出でて初めて自在を得べし」

基本を押さえるのはいいが、それで留まっては狭いままだ。しかし、基本を知らないと邪道に走る。基本を学んで応用をめざすのがいちばんよい、という意味です。

ＰＢＬ、問題解決型の感染症教育は、この芭蕉の精神を体現するものでなくてはなりません。ですから、基本的な考え方の筋道とまっとうな「なぜ」という問いかけができるように、専門家が参画して学生が考える機会をつくることが大切だと思います。そのためにも、もっともっと感染症のプロが育てられなければならないのです。

アメリカ型マニュアル診療の限界

いま、アメリカの感染症診療ではマニュアル化が盛んに行われています。ポケットに入るようなマニュアル（『サンフォード感染症治療ガイド』）などを見れば、一年めの新人医師でも十年めくらいのベテラン医師とだいたい似たような診療ができるという大量生産型の方式です。

けれども、マニュアル化によってアメリカの感染症診療がうまくいくようになったかというとかならずしもそうではありません。むしろある側面を見ると、失敗しているのではないか、とすら思えるところもあります。

「誰でもできる」感染症診療はボトムアップにはつながりますが、過度にマニュアル化が進むと、こういうときはトップダウンというのでしょうか、質の低下が起きてしまうからです。

マニュアルにあてはまる患者なら、医師の診療能力にかかわらず、誰でも同じように診断・治療できますが、マニュアルに書いてない患者が来るともうお手上げです。ですから、アメリカ人の医師は、意外と応用がききません。

たとえば、私の知っているアメリカ人の医師は、肺炎にはニューキノロンという薬を使います。なるほど、悪くない選択かもしれません。膀胱や腎臓の感染症にもやはりニューキノロンを使います。このようにニューキノロンばかり使っていて、「俺、ほかの抗生剤、全然使っていないな」と言っていました。どの患者さんも同じように画一的な治療をしているため、抗生剤のヴァリエーションが減ってしまったのです。もしも、ニューキノロンで副作用が出てしまうと、この医師にはもう出す手がありません。

優秀な医師は、個々の患者さんの属性をうまく生かしてヴァリエーション豊かな治療ができます。第一選択薬の薬に副作用が起きれば第二の選択肢が、それに不都合があれば第三の選択肢が、と二の手、三の手が出てくるのが特徴です。マニュアル本ばかりで治療していると、せいぜい二番めの手くらいまでしか出てきません。

ファミリーカーにはアクセルを踏むだけのひじょうに運転が簡単なものがありますが、そういう車に慣れると質の高い走りはできなくなります。クラッチを踏まねばならないマニュアルカーは、運転を習得するのは難しいですが、これをマスターするとどんな車でもどんな道路でも応用を利かせて運転できるかもしれません。それと同様に、アメリカの大量生産型のスタンダードな医療をやっていると、安直な治療が増えて、七割くらいはうまくいくけれども残りの三割はこぼれ落ちてしまうという結果になってしまうのです。

これは、中国の文化大革命時代の「裸足の医者」を思い出させます。文革のなかでインテリが否定され、簡単なトレーニングで大量の医者をつくりました。しかし、付け焼き刃ですから、ほんの簡単な医療問題しか扱うことができません。

ガイドラインやマニュアルの整備は容易にボトムアップをするのに便利ですが、容易さと安易さは紙一重なのです。

アメリカはマニュアル化で成功した部分もあるので、かつての中国と一緒くたにするのはかわいそうですが、とくにファジーという特質をもつ感染症には、二の手、三の手、四の手まで繰り出せるような医者が必要なので、よけいに基礎のマニュアル化だけではもの足りないのです。だから、アメリカにはリスクヘッジのための感染症専門医がたくさんいるのでしょう。

日本の場合は、まだ基本的な教育ができていないという意味ではアメリカにかなり劣っていますが、何もない分、教育システムを一から構築していくことができます。その先に未来はある、と信じたいものです。アメリカという実験精神に富んだ国の先例をよく観察し、正しいところはまねをして、彼らが失敗した部分はまねをしないのが肝心です。ここは日本だ、俺たちのやり方でいく、というアメリカ全否定派も、なんでもまねをするアメリカ崇拝主義も、どちらも誤りです。

CHAPTER 2

抗生剤と薬 四つの盲点

盲点1 A BLIND SPOT
耐性菌とのイタチごっこ

ペニシリンは二十世紀の大発見

この章では、薬についての盲点を見ていきたいと思います。日本の薬、とくに抗生剤については、もう盲点だらけと言っていいでしょう。

まず、あらためて抗生剤（抗生物質、抗菌剤ともいう）について少し詳しく説明しておきましょう。

人の命を脅かす大きな病気といえば、結核や肺炎、マラリアなどの感染症でした。二十世紀最大の医学の功績はワクチンで、二番めが抗生剤だと思います。多くの人の命を奪う手ごわい感染症に対して、抗生剤が魔法のように効いたため、一時は「人類は抗生剤によって感染症を克服できた」とまでいわれたほどです。

実質的な抗生剤の第一号は、ペニシリンです。ほんとうはペニシリンの前に、サルバルサンという抗生剤がすでに開発されていました。これを発見したのは秦佐八郎という日本人で、一九一〇年のことです。

秦は私と同じ島根県の出身です。郷土からこのような偉大な先達が出たというのは、ちょっと鼻が高い。日本の微生物学は世界でもトップレベルと書きましたが、その好例といってもいいでしょう。残念ながら、サルバルサンは副作用の問題があって現在では使用されていません。ペニシリンが発見されたのはサルバルサンのあとですが、こちらのほうは現在も活用されていて、実質的には第一号扱いになっています。

一九二九年に、英国のアレキサンダー・フレミングが、アオカビに細菌を殺す性質をもつ成分（抗生物質）があることを発見し、「ペニシリン」と名づけました。

フレミングは、ペニシリンを発見しようとしていたわけではないようですが、旅行から帰ってきたら、たまたま実験に使っていた培地にカビが生えていました。そのカビがつくっていたのがペニシリンで、周辺の細菌を殺していたのです。このような偶然から、フレミングはペニシリンを発見したのでした。彼はこの発見で一九四五年にノーベル医学生理学賞を受賞しています。

ペニシリンは、いちばん基本的で、いちばんシンプルな抗生剤です。開発当時、ペニシリンはほとんどの細菌に対して効果を発揮しました。肺炎しかり、淋病しかり、大抵の細菌感染症に対しては、何も考えずにペニシリンさえ出していればよかったのです。

いまから思えば、細菌との戦いに、古典的な剣だけで勝利をおさめることができた古きよき時代だったといえるでしょう。

ペニシリンが効かない細菌が出現

ところが、一九四〇年代には早くも、ペニシリンが効かない黄色ブドウ球菌が出現しました。それだけではありません。ペニシリンが効かない肺炎菌、ペニシリンが効かない淋菌もつぎつぎと出てきました。use it and lose it の原則通り、魔法の薬、特効薬と考えられてきたペニシリンも、大量に使用しているうちに使えなくなってきてしまったのです。

このように、抗生剤に耐える強い菌を耐性菌と呼んでいます。

抗生剤を与えられるとほとんどの細菌は死にますが、たまたま突然変異で耐性ができたわずかな細菌が生き残ります。それが分裂し、増殖し、数を増やしていきます。細菌だって生き物ですから、種族保存のために、耐性菌を生み出したのかもしれません。

ここに至って、ペニシリンさえあれば怖くない、と楽観してはいられなくなりました。さらに分厚い甲冑で防備した新たな敵が出現してきたのです。細菌と人間との闘いの第二幕のはじまりです。

無限の追いかけっこ

敵がレベルアップしたなら、味方はさらにその上をいこうというわけで、ペニシリンの効かない耐性菌をやっつける新たな抗生剤がつくられるようになりました。剣の代わりに銃で闘おう、というわけです。

ところが、今度は銃でもかなわない、さらに強力な耐性菌が出現。そこで、火炎放射器のような抗生剤を開発する。またまた強力な耐性菌が生まれる。そこで、さらに強大な威力をもったミサイルのような抗生剤を……という無限の追いかけっこが繰り返されるようになったのです。

耐性菌が現れるたびに、対象となる菌の範囲を広げた皆殺し的な抗生剤（広域抗生剤）がつくられるようになりました。ところが、敵もさるもの、広域抗生剤を使えば使うほど、より強力な耐性菌がつぎつぎと出てきます。基本的に、耐性菌ができる、耐性菌に効く抗生剤を開発する、という細菌と人間のイタチごっこでは根本的な問題解決になりません。

また、細菌が耐性菌をつくるスピードは速く、人間が新しい抗生剤を開発するスピードは最近落ちてきました。薬開発には巨額のお金と時間と労力がかかります。抗生剤はいずれ耐性菌が出てきて使えなくなります。

以前は製薬メーカーは抗生剤を開発してこれを乱用、大儲けをしていたのですが、もはや抗生剤では儲からない時代になっています。抗生剤は普通、せいぜい一週間程度しか使いません。長期利用をしないから儲かりにくい。こんな商品を開発するくらいなら、何年でも飲んでもらえる高血圧、糖尿病、うつ病の薬などをつくったほうが投資効果は高いでしょう。

その結果、新しい抗生剤をつくるインセンティブは失われ、新薬はあまり開発されなくなってきました。耐性菌と人間の闘いのイタチごっこは、明らかに細菌の勝利に流れつつあります。

悪名高いMRSAなどはまだかわいいほうで(?)、近年ではほとんどの抗生剤が効かない怪物のような細菌、アシネトバクターや緑膿菌なども現れるようになってきました。

感染症の歴史は、耐性菌とのイタチごっこである、ともいえるでしょう。

「何はともあれ、ペニシリン」の時代なら、臨床感染症医は必要なかったかもしれません。ところが、適切な武器(抗生剤)を使わなければ、また新たな耐性菌を生み出しかねない状況となっています。

MRSAが問題になる理由

耐性菌で名を馳せたのは、「悪魔の細菌」の異名をとるMRSAでしょう。いま、多くの病院や施設がこのMRSAに悩まされています。MRSAがどのように生まれてきたのか、歴史を振り返ってみましょう。

黄色ブドウ球菌という細菌がいます。この菌は、人間の皮膚や鼻の中、腸の中などにくっついている常在菌です。顕微鏡で見たときに球状の菌がブドウの房のようにかたまっているところから、この名前がつけられました。

人間はつねに細菌とともに生きています。どんなにイケメンでも美人でも、菌が一ついない人は、この世に存在しません。人間の皮膚や鼻の中、腸の中は、よい菌も悪い菌も取り混ぜて、さまざまな菌が棲んでいます。

これらの場所に、黄色ブドウ球菌がただ「存在する」だけで、増えもせずにおとなしくしていれば人畜無害です。こういうときの黄色ブドウ球菌はいわば、「ジキル博士」です。ところが、この黄色ブドウ球菌が皮膚の傷から皮下組織に侵入したり、いつもは菌一ついない肺などの臓器に侵入したりして分裂・増殖すると、いろいろな症状を引き起こします。「ジキル博士」がひとたび「ハイド氏」に転じると、たとえば皮膚表面ではとびひを、肺の中では肺炎を生じさせます。

この黄色ブドウ球菌にも、当初はペニシリンが有効でした。

ところが、やがてペニシリンに打ち勝つ黄色ブドウ球菌が出現しました。

すると、ペニシリン耐性の黄色ブドウ球菌にも効果がある抗生剤として、一九五〇年代にバンコマイシンが開発されました。

バンコマイシンは、ボルネオのジャングルの土の中に棲む真菌から得られた抗生剤で、その名は、「征服する」という意味のvanquishに由来しています。ただ、当時のバンコマイシンは、不純物（混入物）が多かったために、副作用も強く、臨床的にはあまり普及しませんでした。

そのあと、一九六〇年にペニシリン耐性の黄色ブドウ球菌に効くメチシリンが、期待を背負って華々しく登場しました。メチシリンはバンコマイシンに比べて副作用が少ない、と鳴り物入りで開発された抗生剤です。

ところが、メチシリン開発の翌年、早くもメチシリンでも死なない黄色ブドウ球菌、悪名高きMRSA（メチシリン耐性黄色ブドウ球菌）が出現したのです。

このMRSAは、しだいにメチシリンが効かないだけでなく、「ほとんどの抗生剤が効かない」という特徴をもつものに「進化」してしまいました（現在メチシリンそのものは、腎障害などの副作用があることなどから、日本ではほぼ姿を消した）。ペニシリン系の「狭い」抗生

COLUMN 置き薬の危険性

よく、風邪をひいたときに抗生剤をもらいます。これがまちがっていることはすでに説明しました。

さらに問題なのが置き薬です。医者にもらった抗生剤をとっておき、熱が出たときや咳が出たときに自己判断で飲んでしまう……こういう患者さんをときどき見ることがあります。これには要注意です。

まず、抗生剤を飲んでしまうと、検査結果がうまく出ないことが多いのです。医師を受診する前に自己判断で抗生剤を飲んでしまうと、診断がつかなくなるかもしれないので、御法度です。

つぎに、抗生剤は劇薬です。ほんとうに必要な細菌感染症であれば使いますが、医師ですら難しい細菌感染症とそれ以外の区別は、一般の方にはなかなかできないでしょう。効果のないウイルス感染症に抗生剤を使って、副作用が起きてしまうと使い損です。

最後に耐性菌。ねらいをつけない抗生剤の乱用は耐性菌を増やします。あなたがほんとうに細菌感染症を起こしたときに、抗生剤が効かなくなっているかもしれません。

＊　＊　＊

医者から抗生剤をもらったら、そのとき全部飲みきってしまいましょう。そして、抗生剤を置き薬にするのは、不利益なことが多いので止めておくのが正解です。

剤をはじめ、セファロスポリンやカルバペネムといった広い範囲の菌をカバーする切り札的な抗生剤に至るまで、新旧すべてのベータラクタム剤が効きません。さらに、古典的な抗生剤（クリンダマイシン、ＳＴ合剤、マクロライド、ミノマイシンなど）も全滅です。そのため、ＭＲＳＡ感染症を発症すると、ひじょうに治療が難しいのです。

ＭＲＳＡも、ふつうの黄色ブドウ球菌と同じく、くっついているだけで繁殖しなければ、さほど悪さはしません。便を培養するとＭＲＳＡが検出されることがよくありますが、そこに「いる」だけなら驚くほどのことではないのです。

ところが、病院内の点滴の管などから感染が拡がったり、衰弱している患者さんの体内で異常に増えたりすると、治療が困難なために、生命を脅かす怖い細菌となります。

一九九〇年にはＭＲＳＡをテーマにした『院内感染』（富家恵海子／河出書房新社）というタイトルの本がベストセラーとなり、ＭＲＳＡはマスコミなどから「悪魔の細菌」として扱われるようになりました。「なんかよくわからないけど、怖い細菌らしい」というイメージができ上がりました。

ＭＲＳＡに効くごく少数の抗生剤の一つとして、奇跡的にカムバックしたのが、さきほど触れた古典的な抗生剤であるバンコマイシンです。近年では、開発当時のバンコマイシンが改良されて不純物が減り、副作用も少なくなっているので、ＭＲＳＡの特効薬としてよく使われています。

けれども、最近、この救世主のバンコマイシンにも耐性を示す菌（ＶＲＳＡ、バンコマイシン耐性黄色ブドウ球菌）が現れて、医療従事者を悩ませています。ここでも抗生剤と耐性菌のイタチごっこは細菌のほうが優勢です。

耐性菌にも配慮した抗生剤の使い方を

耐性菌は、MRSAやVRSAのほかにも、ペニシリン耐性肺炎球菌、キノロン耐性淋菌、バンコマイシン耐性腸球菌（VRE）など、枚挙にいとまがありません。最近は、多剤耐性（多くの抗生物質が効かない）の結核菌や、抗生物質が全然効かないアシネトバクターや緑膿菌という化け物のような耐性菌が続出し、魑魅魍魎たるありさまです。

当然、耐性菌の出現によって、抗生剤の使い方に修正が求められるようになりました。「効けばいい」とばかりにバンバン使うのも、広域抗生剤を多用するのも、まちがいということです。おのずと感染症の治療は複雑化しました。

多剤耐性の菌が出現すれば、どんなに優秀な感染症のプロでも打つ手がなくなってしまいます。ですから、抗生剤を使うときは、できるだけ耐性菌が生まれにくい抗生剤選びを心がけなくてはなりません。

耐性菌の発生は国によって違う

じつは耐性菌の発生率は、国によって大きく異なります。

たとえば、肺炎球菌の場合、アメリカでは二〇〇〇年から二〇〇三年のデータで、二〇パーセント程度はマクロライドという抗生剤に耐性を示しました。マクロライドは肺炎によく使われていた抗生剤ですが、アメリカではかなり耐性が進んでおり、肺炎の原因である肺炎球菌には使いにくくなっています。一方、ドイツではマクロライド耐性肺炎球菌は肺炎球菌の一〇パーセント未満と（一九九九〜二〇〇〇年）、アメリカの半分です。

ドイツのデータだけでヨーロッパを代表させることはできませんが、ヨーロッパではスペインやイタリアといった比較的南部の国で耐性菌が多く、イギリスやドイツ、オランダといった比較的北部に位置する国では耐性菌が少ない傾向にあります。

また、中米、南米（メキシコ、アルゼンチン、ブラジル）ではマクロライド耐性肺炎球菌は、肺炎球菌中では、一五パーセント程度と、アメリカとドイツの中間くらいでした（一九九九〜二〇〇〇年）。

さあ、ここでクイズです。では、日本のマクロライド耐性肺炎球菌はどのくらいだと思いますか？

じつは、なんと耐性率は約八〇パーセントほどもあるのです。日本の感染症診療は先進国中、最低クラスとよくいわれますが、これは正確な表現とはいえません。実際は、途上国にも劣っているというわけです。

たとえばベルギーやオランダでは、かぜやウイルス性の病気の場合は、抗生剤を医師に求めないようにと、テレビCMで宣伝しています。無用な抗生剤を使わないので、耐性菌はほとんどありません。そのため、肺炎や髄膜炎という重症の病気も、いまだにペニシリンで治療可能なのです。同じ病気でも、耐性菌の多い国かどうかで、治療に使う抗生剤の選び方も変わってくるわけです。

日本では耐性菌が増えてしまったために、ペニシリンは「狭い抗生剤」として使われています。ペニシリンはごくまれに、ペニシリンショックを起こすことがありますが、耐性菌をつくりにくい安価な抗生剤として、その存在価値は依然光を放っています。日本でいま、もっと活躍してもらいたい基本的な抗生剤の一つがペニシリンといえるでしょう。

盲点2 A BLIND SPOT ないないづくしの抗生剤

抗生剤選びの基本

▼ナロウ・イズ・ビューティフル▲

まず、抗生剤選びの基本を押さえておきましょう。

広い抗生剤は、定置網のようにごそっと多種多様な魚を捕るようなもので、狭い抗生剤は、カツオの一本釣りのようなもの。

耐性菌のことを考えれば、広いものより狭いもののほうが利口な使い方ということになります。たとえば、広い抗生剤は耐性菌を増やすばかりか、腸内の常在菌を荒らしたり、偽膜性腸炎という怖い合併症の原因になったり、余計な（有害な）仕事をしがちです。

というわけで、「広い」抗生剤と「狭い」抗生剤を、「適材適所」で使い分ける必要があるのです。

感染症の大家・青木眞先生は、こうおっしゃっています。

Narrow is beautiful.

narrowは「狭い」ということ。

抗生剤を使うときは、狙った菌にターゲットを絞った「狭い」抗生物質を使うのが「美しい」、理にかなっている、という意味です。これは、私たち感染症屋のスローガン、座右の銘にもなっている珠玉のフレーズで、迷ったときはいつもこの言葉に立ち返ります。

原因菌の確定までに時間がかかったり、あせったりすると、医者はつい「広い」抗生剤でお茶を濁したくなるものですが、そのときの戒めにもなっています。

▼抗生剤を選ぶ三つのキーワード▲

抗生剤を使うとき、選ぶときに、いちばん大事なことは、診断をつけることです。当たり前に聞こえるかもしれませんが、どっこい、私たち医師にとっても（とくに、感染症について学んでいない日本の多くの医師には）これがなかなか難しいのです。

少なからぬ医師が、「熱が高いし、血液検査の炎症反応の数値（ＣＲＰという）が高いから、きっと感染症だろう」といったアバウトな診断で抗生剤を使っています。たしかに感染症では熱が出たり、ＣＲＰが高くなったりすることが多いものです。けれども、それだけでは確実な診断にはなりません。

抗生剤を選ぶときは、つぎの三つのキーワードを満たす三角形を考えます。

①原因となっている微生物は何か
②感染している臓器はどこか
③患者の様子（重症度）はどうか

この三つのポイントを押さえながら、患者さんの話をよく聴き、症状をよく診ます。重症度の目安となるのは、血圧や脈、呼吸、意識状態などの、いわゆるバイタル・サインです。血圧が低い、脈が速い、呼吸状態が悪い、意識状態が悪い、という場合は重症です。平気で喋ったり、もりもり食べたりできる患者さんはたいてい重症ではないか、緊急性を要しないと考えられます。

患者さんの体内の状態をより正確に知るために、血液検査のほか、レントゲン、ＣＴ、

ＭＲＩなどの画像検査をすることもあります。原因となっている微生物は何かを調べる方法として、菌の培養や、顕微鏡による検査（グラム染色など）を行うこともあります。

こうして、多角的に検討して診断し、診断名をつけます。

この三角形が、たとえば、「肺炎球菌」「肺」「重症」という三角形になれば、ほぼ「肺炎」と推測できます。「熱がある」「ＣＲＰが高い」というおおざっぱな情報に比べると、かなり抗生剤も選びやすくなります。

原因微生物がウイルスである場合は、抗生剤は効かないので、細菌感染による合併症があるときなどを除けば、ほぼ抗生剤の出番はありません。

▼抗生剤選びのプロセス▲

では、私たち医師がどのようなプロセスで抗生剤を選ぶのか、例を挙げてみましょう。

「昨日からのどが痛くて、熱が出ちゃって……」

外来を訪れた二十五歳の男性が、こう訴えます。

一昨日まで元気だった若者が、急に熱と痛みを訴えるとき、多くの場合、感染症が考えられます。そこで、患者の話を聴いて（病歴聴取して）いきます。

「おとといは元気だったんですけど、寒気がするので熱を測ったら、三十九度もあって……。のどが痛くて、ものを食べるのも、つばを飲み込むのもつらいんです。咳ですか？咳はありません」

こんな場合、医師の頭に浮かぶのは咽頭炎という、のどの炎症です。ただ、たとえばＨＩＶ感染症の初期にも熱と咽頭痛の症状が出ることがありますから、いろいろな可能性を考えて、漏れのないように話を聞きます。子どもから咽頭炎がうつる可能性もありますから、子どもとの接触や同じような発熱のある人との接触（シック・コンタクト）があるかどうかも診断の手がかりにします。

ＨＩＶなどの難しい病気ではなく、どうやら急性咽頭炎であるらしいと推測がつけば、つぎのステップ、抗生剤選びに進みます。

咽頭炎には、おもに細菌性のものとウイルス性のものがあります。細菌性では、Ａ型溶連菌という細菌が原因です。のどをこすると十分以内に結果が出る「迅速溶連菌キット」を使って、細菌が原因かどうかを診断します。

この菌にはペニシリンが一〇〇パーセント効くので、ペニシリンアレルギーなどの特殊な事情がないかぎりは、ペニシリンで治療します。ペニシリンは安くて耐性菌をつくりにくいお得な抗生剤です。

もし、溶連菌キットで陰性なら、ウイルス性の咽頭炎と考えることが多いです。この場合は抗生剤が効かないので、熱や痛みを抑える薬を使いながら自然に治るのを待ちます。

▼抗生剤の使い方は重症度によって変わる▲

感染症の重症度や、感染している場所（臓器）によって、抗生剤の使い方、選び方も変わってきます。待てるか待てないか、そこが第一のキーポイントです。感染している場所に普段は菌がいるかどうかもポイントです。原因となっている菌が同じでも、感染している場所によって、緊急度は変わってくるからです。

たとえば、中耳炎などの軽症の病気であれば、一晩で命にかかわるようなことはまずありません。そこで、一歩一歩、着実にアプローチしていきます。耳の中や鼻の中、のどなどは、普段から菌がいっぱいついているところですから、皆殺しにしなくてもよいので、原因菌にターゲットをしぼった狭い抗生剤を使います。

緊急性を要しないのですから、抗生剤を使わずに確定診断がつくまで待つという手もあります。また、最初は「狭い」抗生剤を試し、治療効果が得られなければ「広い」抗生剤に変更することも可能です。はじめからあわてて「広い」抗生剤を使う必要はありません。

一方、肺炎や髄膜炎など、肺や脳の感染症は、命にかかわります。一刻を争う「待てない重症の病気」です。

肺や脳は、普段は菌一ついない清潔な場所なので、そこに少しでも菌がいると考えられる場合は、抗生剤で皆殺しにしなくてはなりません。何はともあれ、考えられるかぎりの菌や耐性菌をカバーできる「広い」抗生剤を即座に用います。

そして、同時に菌の培養もしておきます。培養の結果、菌が絞り込めたら、狭い抗生剤に変更します。これを、「ディ・エスカレーション」といいます。エスカレーションは、高めるとか、拡大するという意味ですから、ディ・エスカレーションは拡大の反対＝縮小ですね。音楽の記号に、デ・クレッシェンド（だんだん小さく）というのがありますが、そのような感じで、抗生剤も「広い」タイプから「狭い」タイプに徐々に替えるのです。

まとめてみましょう。

重症で、菌が特定できない最初のうちは、救命第一。予想できる菌をもれなくカバーできる広い抗生剤を使います。菌が特定できたら、味方への被害を最小限にすべく、狭い抗生剤に替えて、狙った菌だけガツンと攻撃する。これが理想的な抗生剤の使い方です。

日本の抗生剤の問題点

実際に感染症診療をしていて感じることですが、日本の抗生剤については、いろいろ問題点があります。

抗生剤は、どの国にも同じものがあるわけではありません。アメリカにあってカナダになく、ドイツにあってアメリカになく、フランスにあってドイツにない……というような薬はざらにあります。クイズがつくれるくらいです。国ごとに病気の種類が違ったり、薬の認可のシステムが違ったりするので、これは当然のことです。

日本の場合は、諸外国と比べようにも、抗生剤をめぐる状況が麻縄のように乱れて収拾がつかないと言ったほうが的確でしょう。それを箇条書きにしてみましょう。

①必要な抗生剤が存在しない
②抗生剤の保険適用が不適切である
③そのわりに余計な抗生剤が多すぎる

順に説明していきます。

問題点①——必要な抗生剤が存在しない

▼「筋肉注射」用のものを点滴に使用▲

「欧米で使われている抗がん剤が、日本にはない」とよくマスコミで取り上げられています。抗生剤の分野でも、耐性ブドウ球菌に用いるダプトマイシンや、旅行者の下痢症に用いるリファキシミンなど、アメリカで認可されたのに、日本では認可されていない薬があります。

けれども、このような点は、比較的些末な問題であって、これらの薬がないからといって、診療上不自由することはほとんどありません。

ほんとうに問題なのは、古い薬のほうです。

たとえば、日本では、点滴薬の「ペニシリンG」が認可されていません。薬には、「点滴用」「筋肉注射用」「経口用」「座薬用」などいろいろな形態がありますが、必要な点滴薬がないと、病院での診療にすぐに影響してきます。心ある医師たちは、ペニシリンGを点滴で使いたいとき、「筋肉注射」用に認可されたペニシリンGを使うことを余儀なくされています。

世界の孤児的な事例は、黄色ブドウ球菌による感染に威力を発揮するオキサシリン、ナフシリンといったペニシリン類が日本にはもはや存在しないことです。前にも触れたように、黄色ブドウ球菌はよくある感染症の原因菌ですが、それを殺す基本的な薬がないのです。

点滴用抗生剤として必須であるにもかかわらず、ないものはまだまだあります。たとえば、メトロニダゾールという抗生剤に点滴薬がないのも、臨床の現場ではひじょうに困ります。メトロニダゾールは、トリコモナスやアメーバ、ジアルジアといった寄生虫、嫌気性菌という空気を嫌う菌にも効果があります。とくに、おなかの中の感染症には有効で、抗生物質が原因で起こる偽膜性腸炎の治療薬として欠かせません。

偽膜性腸炎には、経口のバンコマイシンも効果がありますが、口から摂取できない高齢者はどうしたらよいのでしょう。バンコマイシンを点滴にすると、分子量が大きすぎて腸管に浸み込まないので、偽膜性腸炎には効きません。このような患者さんに対しては、点滴のメトロニダゾールがないと治療がうまくいかないの

COLUMN 介護現場で流行する疥癬

疥癬とは、疥癬虫（ヒゼンダニ）と呼ばれるごく小さなダニが、皮膚の角質層に寄生して起こる感染症です。

「疥癬なんて知らないよ。そんな病気は日本にないから、薬もないんじゃないか？」と思われるかもしれませんが、じつはしばしばアウトブレイク（流行）を起こしています。人肌や寝具を介してうつるため、性行為に伴う感染が多いのですが、最近では寝たきりの高齢者などの介護行為を介して感染し、流行するので、問題になっています。

ところが、疥癬の治療に必要なガンマ -BHC という抗生剤も認可されていません。

心ある病院では、ガンマ -BHC を独自に院内の薬局で調合して使用しています。疥癬の治療薬としてより安全なベルメトリンという薬は、中国にもペルーにもありますが、日本にはありません。

ただ、疥癬に効果があるイベルメクチンという薬に最近認可が下りたので、今後は少し改善されていくのかもしれません。

です。

私は、苦肉の策として、女性の膣感染症に使用するメトロニダゾールの膣錠を一日三回、お尻に入れる座薬として使っています。膣錠をお尻に?――こんな愚かな治療を行わざるをえないのは、ほんとうに情けないことに日本だけです。

問題点②――抗生剤の保険適用が不適切

せっかく利用できる抗生剤があるのに、保険ではその薬が使えない――こんなゆがみも、適切な医療を行う妨げになっています。

たとえば、先ほど触れた偽膜性腸炎という感染症で、口から摂取できない人に対して使う第一候補の薬は、メトロニダゾールです。

ところが、偽膜性腸炎に対して、メトロニダゾールの保険適用はありません。

経口バンコマイシンでも治療は可能ですが、バンコマイシン耐性腸球菌（ＶＲＥ）という耐性菌の心配やコストの点を考えると、メトロニダゾールのほうが「理にかなって」いて、「必然性」が高いのです。

ちなみに、経口バンコマイシンは、一回の服用に対して四千円くらいかかるのに、メトロニダゾールはわずか四十円以下。百倍も値段が違うのです。医療費削減をめざす厚生労働省が、こんな単純なことに気づかないとはとても奇妙なことです。

また、一緒に使ってはいけない薬の相互作用などはチェックされていません。医療の安全に寄与している部分がゼロではないとしても、限りなくゼロに近いのです。

日本の医療はかように穴ぼこだらけです。

問題点③——そのわりに不必要な抗生剤が多すぎる

治療に必須の抗生剤がないのは、ほんとうに困ります。一方で、臨床的な実績のない抗生剤が大量に出回っているのも、臨床現場に混乱をもたらす原因になっています。

抗生剤の多くは、従来の薬の化学構造式の側鎖（脇のほう）をほんの少し変えただけで、ほかの薬と変わらない、というものが多いのです。とりわけ、乱用が問題となっているセファロスポリン（セフェム系と呼ばれる広い抗生剤）、ニューキノロン（広い抗生剤）などにこうした類の抗生剤が多く見られます。

決定的な違いはない抗生剤がつぎつぎと認可されるので、その種類は膨大になります。病院やクリニック内に恐ろしく長い抗生剤のリストがつくられ、それらが無秩序に乱用されるという事態を招いています。

たとえば、カルバペネムという抗生剤は、広い範囲の菌に効果がある、殺菌力も強い薬です。とくに、ほかの薬剤では効かないこともある緑膿菌をカバーできることから、重症感染症などに多用されてきました。使いすぎる抗生剤は使えなくなる。use it and lose itの原則はここでも当てはまります。その結果、カルバペネムの耐性菌が増えてしまい、乱用を慎むようにとの声も上がっています。

それなのに、すでに多くの種類のあるカルバペネムに、最近、また新薬が加わりました。この新薬の恩恵を受ける医師や患者さんはどこにいるのでしょうか。カルバペネムの乱用に拍車がかかるだけではないでしょうか。必要な薬は認可されないのに、必須でない薬はつぎつぎと認可されていく日本は、何を考えているのでしょうか。

すべての抗生剤には、導入する必然性がなければなりません。どんな場合にどういう使い方をする抗生剤なのか、ポジショニング（位置づけ）が必要ですが、この新薬には私は一つも具体的なケースを思いつきません。単に、広域でよく効くから認可しただけ、という審査機構の単純思考が透けて見えます。

こんな野放図な抗生剤認可が行われているなか、抗生剤を適切に使えるように、独自に対応している病院もあります。

たとえば、東京・築地の聖路加国際病院では、適切な臨床試験による実績があり、かつ必要な抗生剤にのみリストを絞って採用しています。院内採用の抗生剤が他院に比べて圧倒的に少ないにもかかわらず、感染症診療のレベルは他院より高いことはあっても、低くなったりはしないのです。

私の前任病院である亀田総合病院でも、カルバペネム系抗生剤は一種類しかありません。カルバペネム系抗生剤が四つも五つもあっても、混乱を招くだけで、何の役にも立たないからです。

しかし、このような対応をしている病院はまだまだ少ないのが現状です。

盲点3 A BLIND SPOT
まちがいだらけの使い方

使い方がなっていない

「日本の抗生剤の問題点」として、ここまで種々の根本的問題点を挙げてきましたが、これらの問題がクリアされればもう大丈夫か、というと、そうはなりません。「使い方」も問題だらけです。

①投与量がまちがっている
②投与間隔がまちがっている
③投与期間がまちがっている

要するに、使い方が「なってない」のです。これも一つひとつ検討していくことにしましょう。

問題点①――投与量がまちがっている

抗生剤に限らず、薬の投与量の問題は、難しいところです。でも、日本の抗生剤の投与量は、やはりどう考えても理にかなっているとは言いがたいのです。

たとえば、ゲンタマイシンという抗生剤があります。日本の教科書には、「一日八〇〜一二〇ミリグラムを二〜三回分割」と書いてありますが、これはまったく理にかなっていません。アメリカでは、「体重一キロあたり、一〜一・七ミリグラムを八時間おき」ですから、体重六〇キロの患者さんなら一日の投与量は一八〇〜三〇〇ミリグラムとなります。この抗生剤は、用量が大きいほど効果も大きい性質があるのにもかかわらず、日本ではアメリカの半分以下しか使われていないのです（体重換算ですから、日米の体重差を考慮する必要はありません）。

その一方で、バンコマイシン、セフトリアキソン、アジスロマイシンなど、日本に最近入ってきた抗生剤には、日本とアメリカの投与量がまったく同じものも少なくありません。体重差などはまったく考慮されていません。最近認可される薬ほど、二国間の差が少ないのはどうしたわけでしょうか。

問題点②――投与間隔がまちがっている

抗生剤の投与量については、まあ大目に見られないこともありません。しかし、譲れないのは投与間隔の問題です。

たとえば、前述したベータラクタム系（細菌の細胞壁の合成を阻害する）と呼ばれる抗生剤には、アンピシリン・スルバクタム、ピペラシリン、ピペラシリン・タゾバクタム、イミペネムなどがあります。

これらの抗生剤を投与した場合、血中濃度がピークに達してから、濃度が半分に減るまでの半減期はわずか一時間程度しかありません。あまり間隔を開けすぎると、血中濃度が低くなり効果が弱まってしまうので、四〜六時間おきに投与するのが理にかなっています。

アメリカでは、アンピシリン・スルバクタムやピペラシリン・タゾバクタムという抗生剤は六時間おき、イミペネムでも、重症感染症では六〜八時間おきに投与することになっています。重症感染症では、といいましたが、そもそもイミペネムを軽症の感染症に使うことはまずないので、これが基本といえます。

ところが、日本ではどうでしょうか。これらの抗生剤は、すべて十二時間おきの投与で

図7　日本とアメリカの用量の違い
＊「アメリカでの通常使用量」とは、腎機能が正常な成人でのアメリカ FDA 承認容量

	日本での保険適応用量	アメリカでの通常使用量
アンピシリン・スルバクタム	3gを1日2回 1日6ｇ	3ｇを1日4回 1日12ｇ
ピペラシリン	1～2ｇを1日2回 1日最大8ｇまで	3ｇを1日4回 1日12ｇ
セファゾリン	1ｇを2回 1日2ｇ	1～2ｇを1日3回 1日3～8ｇ
イミペネム	5ｇ～1ｇを1日2回 1日2ｇ	500mgを1日4回 1日2ｇ
メロペネム	5～1ｇを1日2回 1日最大2ｇ	1ｇを1日3回 1日3ｇ
ゲンタマイシン	1日最大80mg～120mg 1.5mg/kgを1日3回 あるいは4.5～5.5mg/kgを1日1回	体重50kgの場合、1日225～250mg
レボフロキサシン	100～200mgを1日3回	500～750mgを1日1回

す。効くはずの薬も、あえて薬効を下げるような使い方をしているのです。

逆に、一日一回まとめて投与するほうがよいものを、わざわざ分割投与している抗生剤もあります。

外来でよく処方されるニューキノロン系（細菌の核酸の合成を阻害する）の抗生剤、レボフロキサシン（クラビットなど）は、アメリカでは五〇〇ミリグラムを一日一回投与とされています。ところが、日本では、一〇〇ミリグラムを一日三回、または、

二〇〇ミリグラムを一日二回投与、となっています。

総投与量が少ないのは大目に見るとしても、「濃度依存性」（血液中の濃度が高いほど効果も高い）のキノロンをわざわざ三分割して八時間おきに投与するのはまったくいただけません。ようやく最近、クラビットの投与方法は是正される方向となりつつありますが……。

このように、日本の抗生剤の投与間隔は、薬物動態を無視した不可思議なものとなっています。

問題点③――投与期間がまちがっている

アジスロマイシンという抗生剤は、マクロライド系の抗生剤で、国内、海外ともによく使われます。いろいろな感染症で応用できますが、もっともポピュラーな使い方は呼吸器感染症への使用です。ところが、日本では、一日五〇〇ミリグラムの投与で三日間しか保険が適用されません。これを超えて投与すると、保険が切られてしまいます。

たしかに、比較的軽症の気道感染症なら、「アジスロマイシン五〇〇ミリグラム×三日間の投与は、従来行われていた五〇〇ミリグラム×一回、翌日から二五〇ミリグラム×四日間という治療と同等の効果がある」とアメリカで報告されています。

しかし、それはあくまで軽症の場合であり、長期治療が必要なクラミジア肺炎やレジオ

COLUMN 薬における人種問題？

日本の薬の投与量は、一般的にアメリカのそれより大体少なめに設定されています。たしかにアメリカ人は、日本人よりも体重が重いので、アメリカの教科書の投与量をそっくり真似するのは適切ではない、といえるでしょう。

人種による薬理作用の違いについても配慮しなければなりません。一般的にいって、多くの薬剤は人種に関係なく、ほぼ同様の薬物動態（薬剤による変化）を示すようですが、例外的に、降圧剤のACE阻害薬はほかの人種に比べて黒人に対する効果が小さいことがわかっています。

私の経験では、抗生剤のニューキノロン製剤は、日本人をはじめとするアジアの人に副作用が強い傾向があるように思いました。日本人には、やや投与量を減らす必要があるかもしれません。これは、私が中国で、いろいろな国籍や人種の患者を診療していて感じたことです。

ただ、こういう人種問題、民族問題は、むしろ例外事項ではないかと思います。

ネラによる肺炎は、短期の治療で治すのはとても困難です。

専門家でも、「抗生剤は長く使わず短く使うほうがよい」と主張する人がいます。しかし、抗生剤が長く使われるか、短く使われるかは、その対象が何者であるか次第です。この紐は長いか短いか。それは、その紐を使って古新聞を縛りたいのか、綱引きがしたいのか、目的によって決まります。当たり前のことなのですが、しばしばこうした発想は医療現場から消えてしまっています。

異なる感染症、異なる病原体、異なる重症度に対しては、異なる

COLUMN ナースの都合が優先されてしまう……

日本の場合、看護師も感染症の原則についてきちんとした教育をあまり受けていないためか、不勉強であることが少なくありません。

たとえば、入院患者に抗生剤の点滴をする場合、1日4回、6時間おきに落とさなければいけないところを、「手が回らない」という理由で1日2回にしてしまったりすることがあります。「抗生物質などというものは、半分にしてもたいしたことはないだろう」という思い込みがあるのかもしれません。

医者も自分たちのしていることに自信がないので、「ああ、そうですか」とすごすご引き下がってしまうことがあります。

こうして感染症診療の質はだんだん下がっていきます。

でも、いくら病院が忙しくても、忙しいという理由で正しい医療を行えないのでは、本末転倒です。手抜きをしてはいけないところは絶対に譲れません。

外科医が手術をするときに、「いま、忙しいから、そこは適当にやって」と言ったら、大変なことになります。抗生物質に関しても、このようなことがないように医療の現場の意識を変えていかなければなりません。

＊　＊　＊

実のところ、感染症を適当に治療していると損をするのはナースのほうです。

肺炎の治療がうまくいかないと痰がたくさん出て、しばしばナース・コールがあります。熱が高くなるとコールがあります。咳が苦しくてコールがあります。

結局、1日数回の点滴薬を面倒くさがると、よけいに夜中に呼ばれる結果になりかねません。

大切なことははしょらない、これも感染症診療の大原則なのです。

治療、治療期間が採用されるのは当然のことではないでしょうか。どこの国でも、医療費抑制が絶対条件みたいなへんてこな世の中です。でも、アメリカでのデータを薄っぺらに分析して、「医療費を下げてやろう」という判断が下されてしまっては困ります。

抗生剤を処方するのは医師ですが、患者さんにも日本の抗生剤使用をめぐる現状を知っておいていただくのも無駄ではないと思います。疑問があるときは、医師に質問してみてください。

盲点4 A BLIND SPOT 薬価と添付文書への疑問

新しい薬がいい薬?

「最新のポルシェが最良のポルシェ」というキャッチフレーズを聞いたことがあります。残念ながら私はポルシェに乗ったこともないし、ましてや新旧の比較などできるわけもありません。ただ、このフレーズは新しいものは古いものに新技術などの付加価値がついているため、よりよいものになりやすい、という一般論をよく言い当てていると思います。

では、抗生剤も古いものより新しいもののほうがよいのでしょうか。

そうとはかぎりません。

一般に、新しい抗生剤は、古い抗生剤よりもより「広い」傾向にあります。しかし、「広い」ことはかならずしも長所とはかぎりません。アメリカにいたとき、当時主流だったクラビットをアベロックスと呼ばれる新しい薬に入れ替えるかどうか、議論がありました。そのとき、私のボスが言った言葉が忘れられません「どうも、アベロックスは、クラビットよりもよりたくさんの種類の細菌に効くみたいですね。ただし、それがよりよい、という意味かどうかは別ですが」。

広い抗生剤ほどよけいな細菌を殺して耐性菌が増える可能性だってあります。実際、新薬が使われやすい日本やアメリカは耐性菌だらけで、感染対策では劣等生です。

もう一つ、新薬の問題点は副作用です。

通常、臨床効果の判定のためには数百人規模での臨床試験が行われます。しかし、それで臨床効果はわかっても、安全性がわかるとはかぎりません。

その証拠に、最近出た抗生剤は、発売後に副作用がわかって販売中止になったり、承認が取り消されることが少なくないのです。たとえば、ガチフロという抗生剤がありましたが、発売後、血糖異常を起こしやすいことがわかって使われなくなりました。市場で何千人、何万人と使ってみて、はじめてその副作用の全貌がわかるのです。

ですから、私は新薬が発売されても、よほどのことがないかぎり、数年は使いません。新薬を使わなくても患者さんの治療に影響が出ることはほとんどありません。古い薬であれば、私はその副作用も長所も知り尽くしています。副作用があることが問題ではないのです。その副作用をよく理解していることこそが重要なのです。

しかし、新薬ではその副作用の全貌は誰にもわからない、ブラックボックスです。安全に使えないかもしれないのは、当然なのです。

良薬でも古ければ使われなくなる理由

日本の保険診療システムでは、新薬は価格が高く、時間が経つと価格が下がる仕組みになっています。

かつての薬価が高い時代には、開業医なども薬をたくさん出したほうが儲かるという意識が働いて、患者を薬漬けにしていた傾向がありました。その後、薬価が高いがゆえのこうした弊害に対する反省があり、また、財務省からの医療費抑制というプレッシャーもあって、薬価はだんだん下がってきています。

薬価が下がることは一見よいことのようですが、じつはいろいろな「副作用」を生み出しています。

開発された年が古いというただそれだけの理由で、画一的に、薬価が下がるとどうなるでしょうか。

製薬メーカーは利益が少ないので、医学的に価値のある薬でも、それをつくり続けるモチベーションを失います。そして、製造をやめてしまったり、医師に対してもマーケティング（積極的な情報提供と販売促進）をしなくなったりします。すると、その薬は、現場でだんだん使われなくなります。必要な薬であるにもかかわらず、「古い」「薬価が安い」という理由で、姿を消してしまうのです。

典型的な例がペニシリンです。先ほど述べたようにペニシリンは、いまでもひじょうに有効な抗生剤です。けれど、古いというだけで、いまは二束三文の値段しかつけられていません。そのため、製薬会社は販売促進をせず、情報が得られない医師はペニシリンをあまり使わなくなります。薬が売れなくなると、製薬会社は販売促進にさらにお金をかけなくなり、ますます売れなくなります。

実際、ベンザシンペニシリンという薬は、コストに見合わなくなったために、製造中止になりました。

このような薬が日本にはたくさんあります。薬のほんとうの価値を考えず、一律に古くなると値段を下げてしまう、知恵のない方法を採っているからです。このような安易な決断が十年後、二十年後にどれだけ日本の医療現場をダメにしていくか、そこまで長いスパンでものを考えていないのです。

いまの薬価の仕組みは不自然

ものの値段は、その品物の価値によって決めるべきものであって、古いか新しいかだけで画一的に決めるいまの薬価の仕組みはひじょうに不自然です。なによりも、医学的に効果のある薬が姿を消すことは、現場にとって、患者にとって大きな損害です。

このような「悪の連鎖」を断ち切るには、薬価を見直す必要があります。一律に薬価を下げるのではなく、医学的に価値がある薬、必要な薬の薬価はある程度維持しておくのです。

ためしにペニシリンの薬価を上げたとしましょう。

価格が上がれば、製薬メーカーも販促に力を入れ、医師たちもペニシリンを再認識してもっと使うようになるでしょう。そうなれば、製薬会社もその薬をつくり、販売する意欲をさらに高め、もしかしたら添付文書のまちがいを直すことにも積極的になるかもしれません。

諸外国にあって日本にない薬を導入することばかりに目がいきがちですが、手持ちの薬をまっとうに使う方法、すでに世の中にあるのに、医師の手に渡らない薬をどう確保するかというのは、医療のうえで重要なポイントだと思います。

医師は添付文書を守らなくてよいか

薬の添付文書がまちがっている、という話を先に述べました。

さて、まちがいに気づいた医師は、どうするでしょう。医師法にも、医療法にも、「添付文書どおりに薬を出さなければならない」という規定はありません。

「添付文書がまちがっている、自分の使い方のほうが正しい」と思う医師は、添付文書に従わずに薬を使うことができます。厚生省もＰＭＤＡも、「添付文書は薬事法上のものだから、医師が独自の判断で薬を使いたければ、ご自由にどうぞ。添付文書の記載を守らなくても、罰則規定はありませんよ」と言います。

それならば独自判断で問題ないのかといえば、そうではありません。

それはなぜか。二つの理由があります。

一つは診療報酬の問題です。添付文書は薬事法上のものであるとはいっても、添付文書に沿って使わないと、診療報酬が出ないのです。

もう一つは、添付文書のなかにある「禁忌」という文言に関係しています。添付文書のなかでは､その薬を使ってはいけない病気や病態について「禁忌」として表示しています。

禁忌は、前述のように、「使うな」という意味のひじょうに強い言葉です。

たとえば､サリドマイドという薬があります。かつて妊婦にも処方されていたのですが､

副作用として催奇形性があることがわかり、大問題になりました。そのため、サリドマイドはすべての病気に禁忌とされました。

ところが、サリドマイドは多発性骨髄腫などのある種のがんにはひじょうによく効きます。しだいに限定的に使われるようになり、二〇〇八年にはあらためて認可されました。冷静に考えてみれば、妊婦によくないからといって、すべての人によくない、というのは短絡的な発想です。

もちろん、私たち医師は「副作用が起こってもよい」と思っているわけではありません。ただ、「絶対に起こらない」などという幻想を信じていないだけなのです。交通事故だって、起こそうと思っている人など一人もいないのに、起きてしまいます。そのリスクにどう対処するかと知恵を絞った結果、シートベルトやエアバッグが付いているわけです。

交通事故を一〇〇パーセント回避するためには、車自体をなくせばいい。医療も、リスクを一〇〇パーセント回避するためには、手術をしない、薬も使わないのがいちばんよいわけです。でも、それでは病気は治らないし、死を待つしかなくなります。

だから、リスクもあるけれども、病気の人に利益をもたらす可能性が高いものを薬として処方する。何度もいいますが、これが医療の発想、薬の本質です。

ところが、厚生労働省はリスク回避の方向に舵を切り、少しでも危ないと思ったものは

COLUMN 結核薬の副作用

結核に使う抗生剤には、副作用が多いのが問題です。

世界初の結核治療薬ストレプトマイシンが開発されたのは 1940 年代のことです。その後、1960 年代にリファンピシンという抗生剤が開発されてからは、まったく新しい結核の薬が開発されることはありませんでした。リファンピシンを応用した薬や、本来異なる目的で開発されたニューキノロン製剤がたまたま抗結核作用をもっていた、という程度です。

現在、主流になっているのは、1960 年代以前の古い薬ですから、副作用が多いのもうなずけます。たとえば、ストレプトマイシンは、ときに難聴が起こることがあります。その他の薬では、肝臓障害、神経障害、眼の障害などが起こることもあります。

エイズの薬は、20 年の間に爆発的に進歩しました。それは、多くの製薬会社が競うようにしてお金と時間をかけて開発をしてきたからです。

一方、60 年代に流行が終わったとされた結核については、薬はなんの進歩もしていません。いまの技術ならば、結核薬の副作用を減らすことは十分可能かもしれないのですが。

エイズの到来と同時にアメリカでも結核が再燃しました。おまけに、最近は多剤耐性の結核も出てきており，新薬が喉から手が出るほど欲しい状況です。多剤耐性結核を MDR-TB（multidrug resistant tuberculosis）といいますが、近年はさらに耐性度が上がった XDR-TB も出ています。

が、一度失った研究のモメンタムは、そう簡単には取り戻せません。結核治療薬の開発は、ほかの抗生物質に比べてずっと遅れています。

日本は最近、高齢者の結核が問題になっています。結核を診断できない、きちんと治療できない医師が多くなった現在、これは由々しき事態です。日本では新規のエイズ患者さんも増えていますから、エイズに関連した結核も増加しないか、懸念されています。

みな禁忌にしてしまいます。

そんな厚労省がなぜ、「医師はその記載にかかわらず、独自の判断で使ってよい」と言っているかといえば、責任を医師個人に押しつけるためです。厚労省が責任逃れをしているなかで、医師個人が責任をもってそれを使用するということは、そうそうできません。「禁忌」という言葉は、医師の行動を規制しています。

ですから、添付文書のまちがいは、やはりきちんと直してもらわなければいけません。私の場合は、添付文書で禁忌とされていても、自分が正しいと思う使い方を患者に勧めています。

たとえば、肺炎球菌ワクチンは、繰り返し打ってもいいというのが国際的な考え方ですが、日本では添付文書に禁忌と書いてあります。たしかに、繰り返し打つと、まれに過剰反応が起きるというリスクもあります。けれど、多くの患者に恩恵を与えます。私は患者と相談して、「添付文書には禁忌と書いてあります。こういうリスクも考えられますが、あなたは多分、もう一回打ったほうがいいと思います」と情報提供をしたうえで、患者がOKを出した場合は、打つことにしています。

以上、抗生剤をめぐって日本の問題点をざっと紹介してきましたが、そこらじゅうに盲点があることに驚かれたのではないでしょうか。「なぜ、誰もその混乱を収拾しようとしないのか」と思う人もいるかもしれません。

最近になって、ようやく若手医師の間で感染症をきちんと勉強しよう、正しい感染症治療をやろうという流れが出てきました。青木眞先生の書かれた『レジデントのための感染症診療マニュアル』（医学書院）という日本の感染症の教科書に触発された医師たちが、このままでは日本の感染症界はだめになる、と危機感を抱いたのです。

現在、有志の間でＩＤＡＴＥＮと呼ばれる研究会をつくり、勉強会やセミナーを開いています。ＩＤＡＴＥＮというのはInfectious Diseases Association for Teaching and Education in Nippon、日本感染症教育研究会のことです（http://www.theidaten.jp/）。最後のNipponはいかにもこじつけっぽいですって？　まあそこはご愛敬ということで。

風邪薬に抗生剤を足さない

▼風邪薬は症状の緩和剤▲

トム・クルーズ主演のＳＦ映画「マイノリティ・リポート」は未来が舞台でしたが、なかに「風邪の特効薬がないなんて」と出演者が嘆くシーンがあります。未来に存在しないなら、もちろん現在にも特効薬は存在しません。

いわゆる「風邪薬」は、鼻水を止めたり、咳を抑えたり、熱をさましたり、症状を抑える成分が入っているだけで、風邪そのものが治るわけではありません。

こんなによくある当たり前の病気なのに特効薬がない、というのはとても象徴的です。画期的な毛生え薬がない、水虫薬の決定打がない——いずれも身近な悩みなのに解決策がない、という不思議。そういえば、恋の悩みに効く薬もありません。

というわけで、ちまたに流布している「風邪薬」は飲まない、という選択肢もありますし、風邪の症状を緩和するために飲むという選択肢もあります。

問題は再三触れているように、「風邪薬」とともに処方される抗生剤です。

風邪の患者が抗生剤によって得られるものは、「ほぼ」ゼロ。

それですめばいいのですが、抗生物質の副作用で苦しんだり、耐性菌を振りまいたりする危険性もあります。抗生剤が効く病気にも効かなくなり、本人をはじめ、困る人が出てきます。

それに、抗生剤も七割は保険からの支払いです。現在のしくみだと日本の医療費は「かつかつ」なのです。そんなときに、必要のない抗生物質にお金を使ってしまっていいのでしょうか。

これらを勘案すると、医者には「風邪でしたら、抗生物質は出さないでください」と言うのが正解です。

▼肺炎との違い▲

風邪をひいてしまったときの最善の策は、病院に行かないこと。これに尽きるだろうと思います。完治する薬はない、抗生剤は具合が悪い、病院でほかの病気をうつされる……多少の咳・鼻水・鼻づまり、微熱、頭痛ならがまんしてしまいましょう。
ただし、肺炎だと大変なので、その区別は知っておきたいものです。

①三八度以上の高熱がある
②鼻水やくしゃみは出ない
③症状が四日も五日も長く続いて全然改善しない

など、風邪とは少し違うかな、と思われる場合は、医師に診てもらうほうがいいでしょう。「五日後に行ったら手遅れということもあるのでは?」――まあ、どんどん悪くなるようなら、そういうケースもないとはいえませんが、くしゃみ・鼻水・鼻づまりだけにおさまっており、食事も睡眠もそれなりにきちんととれていれば、多くは問題なく自然に治っていくでしょう。

風邪やインフルエンザは、家で何日か安静にしていれば自然に治る病気です。はしかや水疱瘡も、九〇パーセント以上は安静にしていれば自然に治ります。

病院に行くリスク、行かないリスクを自分で秤にかけたいものです。

高齢者の肺炎には要注意です。その場合、ときに熱も咳も出ないことがあります。高齢者の方が急に元気がなくなった、しゃべらなくなった、ご飯を食べなくなったなど、急になにか変調を来したら、肺炎のような感染症の可能性があります。その場合はすぐに受診をしたほうがよいでしょう。
一般社会と同じです。怖いものとそうでないものを区別するのは、なかなか難しいのですね。

肺炎と中耳炎、原因菌は同じでも……

▼肺炎で年間八万人が死亡▲

肺に炎症が起きた状態を肺炎といいます。ウイルス性の肺炎も一部ありますが、多くは肺炎球菌やインフルエンザ菌などに感染することによって起こります。ここでは細菌性の肺炎、つまりいちばん一般的で身近な肺炎を考えていきましょう。

肺炎は、病気で体が弱っているときや、高齢で免疫力が落ちているときに罹りやすくなります。発熱、悪寒、呼吸困難などの症状が数日間続きます。

よくある病気だからといって、肺炎を軽く見てはいけません。日本では、年間約八万人が肺炎で死亡しています。死亡率は八・六%でけっして低くはありません。

命にかかわることもある肺炎では、最初から比較的広い抗生剤を使うのが定石です。

抗生剤を使いはじめたら、一日で熱が下がらなくてもあわてず騒がず、少なくとも四十八時間くらいかけて治療効果の判定をしていきます。

たとえば、肺炎の患者が夜中に三九度の熱を出したとしましょう。抗生剤を使ったら、朝には三七・一度。「抗生剤が効いた」と喜んでいると、夕方再び上昇して、三八・五度。こんな場合、「これは困った、肺炎が悪くなった。耐性菌化したのかもしれない。抗生剤を替えよう」と考えがちです。

感染症は、抗生剤を飲んで数時間で治る、ということはありません。抗生剤を飲みはじめてから、熱は上がったり下がったりして、だんだん熱の出方が鈍くなっていき、全体として下がってきている、というのが感染症の典型的な治り方です。

もし数時間で治ったとすれば、感染症ではない病気だと思われます。一種類の抗生剤を飲みはじめたら、一朝一夕で判断せずに、しばらく飲み続けて様子を見なければなりません。

体温は、ふつう上がったり下がったりするものです。ずーっと体温が一定でまったく変化しなくなったら、それは死んだとき。というわけで、毎時間熱を計って、一喜一憂するのはナンセンスです。

抗生剤を処方されたときは、毎日決められた回数、決められた期間、飲み終わるまでしっかりと飲みましょう。原則、出された抗生剤は全部飲みきるべきで、「朝熱が下がった」という理由で途中中断してはいけません。

▼中耳炎には基本的に抗生剤を使わないのが現在の流れ▲

一般的に「中耳炎」と呼んでいるのは、「急性中耳炎」のことです。中耳に細菌やウイルスが感染して、痛みや発熱、耳鳴りを引き起こします。ときには難聴になることもあります。

細菌性の中耳炎の原因は、ほとんどの場合、肺炎球菌やインフルエンザ菌などが原因です。これらの細菌は、肺炎の原因菌とまったく同じものです。そのためか、日本では、肺炎と同じく比較的広い抗生剤（クラリスロマイシンや、アンピシリン・スルバクタムなど）などがよく使われています。

けれども、中耳炎は、免疫力で自然に治癒することも多い軽症の感染症ですから、いきなり広い抗生剤を使うのは疑問です。

実際、ヨーロッパやカナダではほとんど抗生剤を使いません（点耳薬に抗生剤が入っていることはある）。以前はよく使われていたアメリカでも、最近ではヨーロッパ型にギアチェンジし、「合併症のない中耳炎に、いきなり抗生物質を出さなくてよい」

（二〇〇四年のガイドライン）とされています。日本でも、二〇〇六年に日本耳鼻科学会から「小児急性中耳炎診療ガイドライン」が出され、全例に抗生剤を出す必要はない、と明記しています。

というわけで、私は、一般的な中耳炎に対しては（合併症、重症感がある場合、六か月以内の小児の場合などは除く）、抗生剤を使わずに経過を観察します。痛みがあるときは、副作用の少ない鎮痛薬、アセトアミノフェンを使います。

様子を見ていると、ほとんどは一週間ほどで症状が改善します。ただし、重症化や合併症を防ぐために、密なフォローアップ（経過観察）はもちろん必要です。

もしも抗生剤を使う必要がある中耳炎ならば、狭い抗生剤から使います。たとえば、ペニシリン系抗生剤で、近年開発された経口薬のアモキシシリンという安くて狭い抗生剤で治療します。それでも効果が見られなければ、広い抗生剤などに変えることはあるかもしれませんが、いきなり広い抗生剤でいくのは妥当ではありません。

▼私が肺炎にキノロン製剤を使わない理由▲

肺炎などによく効くクラビットなどのニューキノロン製剤は、「レスピラトリー（呼吸器の）・キノロン」とも呼ばれ、アメリカ、カナダ、日本でひじょうによく使われています。アメリカの肺炎ガイドラインには、「外来患者の肺炎には、レスピラトリー・キノロンをいちばんに使うように」と推奨されているほどです。

でも、私は、レスピラトリー・キノロンはほとんど使いません。なぜかといえば、結核の診断を惑わせるからです。

肺炎も結核も、画像に肺が白く写り、咳が出るので、実際は結核なのに、肺炎と診断されてしまうことがあります。肺炎を治療するつもりでキノロン製剤を使うとどうなるか。

じつはキノロン製剤は結核菌にも少し効果があります。それなら使えばいいじゃない、と思われそうですが、キノロンを使っても結核菌は少しだけしか死にません。病気そのものは治らずに長引くだけなのです。

少しだけ菌が死んだために、検査の結果が陰性と出たりして結核の診断が遅れ、隠れ結核のまま時間だけが過ぎていきます。その間、その患者が結核菌を周囲にばらまき、ほかの人に移してしまう懸念もあります。また、キノロン耐性の結核菌ができてしまう恐れもあります。

通常の結核と、キノロン製剤を飲んでしまった結核では、診断に数週間の開きが出ます。キノロン製剤さえ飲んでいなければ、もっとスピーディに「結核」と診断できるのです。そして、結核に効く複数の抗生剤で治療していれば、もっと速やかに治るはずなのです。

ですから、キノロン製剤を使うのは、絶対に「結核ではない」と断言できたときだけです。むしろ、キノロンを用いないほうが無難なのです。

感染症診療は、ローカルな情報が大事である、といわれますが、それは、その地域ごとにはやっている感染症が違うからです。日本は先進国のなかで、まだまだ結核が多い国です。最近は、高齢者の結核が問題になっていますし、エイズに関連した結核も増えるのではないかと心配されています。アメリカでは、結核が少なく、はやっていないので、肺炎にキノロン製剤を使っても、日本ほどの不都合はないのかもしれません。もっとも、何にでもキノロン、というアメリカの現在の傾向には、私は賛成しかねますが。

性感染症はパートナーとともに治療する

▼肝炎や子宮頸がんも性行為で感染する▲

C型肝炎は、血液製剤のフィブリノゲンによって感染したことから社会的な問題になって有名になりましたが、B型肝炎、C型肝炎は、注射針の使い回しや生まれたときの母子感染のほか、セックスで感染することも多い病気です。大人になってからでも、セックスによる感染で肝炎になることがありますから、WHO（世界保健機関）では、B型肝炎のワクチンを生まれた子ども全員に打つようにと勧告しています。

日本でも、B型肝炎の患者さんはとても多いのですが、ワクチンの普及率はひじょうに低い状態です。B型肝炎という病気に対してとても無頓着で、これは大きな問題だと思います。予防するための性教育なども不十分です。

子宮頸がんはヒトパピローマウイルスというウイルスの感染によって発症する病気ですが、これもセックスによってうつります。

いま、アメリカではヒトパピローマウイルスのワクチンができていて、十〜十二歳くらいの女の子に打って、子宮頸がんを予防しようという動きが出ています。日本でも、このような動きがはじまっています。

子宮頸がんは、検診で早期発見できますが、検診率がひじょうに低いのも問題です。ワクチンによる予防と、検診率を高めること、この車の両輪で予防することが大切です。

▼十代の患者が増えている▲

性感染症（ＳＴＤ）とは、おもに性行為によって感染する病気全般をさします。クラミジア、陰部ヘルペス、尖圭コンジローマなどがその代表でしょう。ＨＩＶもこのくくりに入ります。日本では、ＳＴＤは近年減少傾向にあるといわれていますが、十代では依然、増加傾向にあります。

自分とは縁遠い病気などと思っている人がいるかもしれませんが、性感染症は誰もがかかりうる病気です。

性感染症にかかったのではないかと思っても、なかなか病院には足が向かないかもしれません。しかし、ほかの病気となんら変わりないのですから、自分だけで悩まず、まずは相談することをお勧めします。

とはいえ、外来における感染症診療で、もっとも難しい部類に入るのが性感染症であることは確かです。治療そのものよりも、最初の病歴聴取がとても難しいからです。

性行為のパートナーは何人いるか、コンドームの使用はしているか、なんてことを聞かなくてはなりません。人によっては「セックス」という言葉に過敏に反応することもありますし、「梅毒」という病名に卑猥な印象をもったりもします。その対応は微妙をきわめますし、紋切り型のマニュアルやフローチャートが通用しない世界でもあります。

私自身、学生のときは性についておおっぴらに語るのが苦手でした。「自分はそういうキャラじゃない」とも思っていました。でも、ほんとうは二十代やそこらで「自分はこういう人間だ」なんてわかるわけがないのです。

人はしがらみをたくさんもっていますが、案外捨ててしまえば楽なものです。感染症診療全体が、たくさんのオプションを必要とするのですが（たとえば、抗生物質の選択一つとってみても）、節操がないほうがいい治療ができるようです。

さて、ＳＴＤ診療において大切なポイントは、かならずパートナーも治療することです。

パートナーを治療しないと、〝ピンポン感染〟の原因になります。パートナーからパートナーへ感染症が戻ってくるのがピンポン感染です。

患者さんのプライバシーを考えると、パートナーに診断名を告げるのは難しいことです。しかし、リスクが高いとわかっているパートナーをほったらかしにしておくことは、社会的正義にもとることだろうと思います。

▼医療倫理の四つの原則▲

医療倫理には四つの原則があります。

①nonmaleficence（医師は患者に対して害のある行為をしてはならない）
②justice（医師は社会正義に反しない行動をとらねばならない）
③respect for autonomy（医師は患者の自律性を尊重しなければならない）
④beneficence（医師は患者の利益を追求しなければならない）

性感染症が難しいのは、このうち①と②の原則が衝突している状態にあるからです。この悩みに対する簡単な解答はありません。簡単ではない、という理解が大事です。難しいものを無理に簡単に理解すると失敗するのです。

性感染症だけではなく、感染症にはこのような倫理上重要な原則同士の対立がしばしば生じます。

しかし、ときには、患者の利益を損ねたり害のある行為を、せざるをえないこともあります。

たとえば、アメリカ・ニューヨーク州では、ＨＩＶの患者がパートナーへの告白を拒否した場合、そのパートナーにも検査を受けるよう、健康局（Department of

Health：DOH）から連絡がいくルールがあります。これは、医療倫理の①の原則に反するのですが、②のために、このような方法を選択したということでしょう。どちらが正しいかは、これは簡単には決められません。社会のあり方や恣意性もこれを決定する要素となるようです。

▼STDを防ぐには▲

さて、STDを防ぐ方法についてです。

いちばん効果的なのはセックスを避けることです。英語では、abstinenceといいます。これは、いちばん手っ取り早く効果的なのは明らかですが、実際性はいまいちです。

つぎに効果的なのは、パートナーを一人に絞ることです。英語ではmonogamyといいます。彼、彼女と長期的な関係を保ち、短期間で複数のパートナーをもったりしないことです。これも、有効な方法です。

先進的な性教育関係者ではabstinenceそのものを「時代遅れ」「保守的」として嫌う人もいます。逆に、最近のアメリカでは、abstinenceの価値そのものを見直そう、という動きも出てきています。自由主義、個人主義の国というイメージの強いアメリカですが、ここ十年ばかりのアメリカはその存在の根底から価値観を揺さぶり続けられています。さて、どうなることか。

コンドームを使用することも大切ですが、もちろん、ＳＴＤ予防に完璧というわけではありません。また、コンドームでペニスの部分を覆っただけでは感染経路を遮断できない梅毒、単純ヘルペス、パピローマウイルスなどもあります。

しかし、そうはいってもコンドームを着用すれば、感染のリスクを減らすことは期待できますから、やらないよりもやったほうがよいのでしょう。

CHAPTER 3

不幸な共犯関係を終わらせよう

提言1 A PROPOSAL 予防医療が重要

予防するということ

重い病気にかかった人は誰しも、深いため息とともに「なぜ早いうちに生活を改めなかったのだろう」「なぜ警告のサインが出たときに医者にかからなかったのだろう」と洩らします。

備えあればこういう憂いはなかったはずなのです。

医療の世界で、佐久病院を中心にした「長野モデル」がしばらく前から注目されています。長野県は高齢者一人あたりの医療費が全国でもっとも少なく、平均在院日数も最短、しかも平均寿命は男性が一位、女性が五位です。

佐久病院の特徴は、高度医療と家庭への訪問診療、および地域診療所が併行して進めら

図８　若者のセックス体験率の推移

http://www2.ttcn.ne.jp/honkawa/2460.html

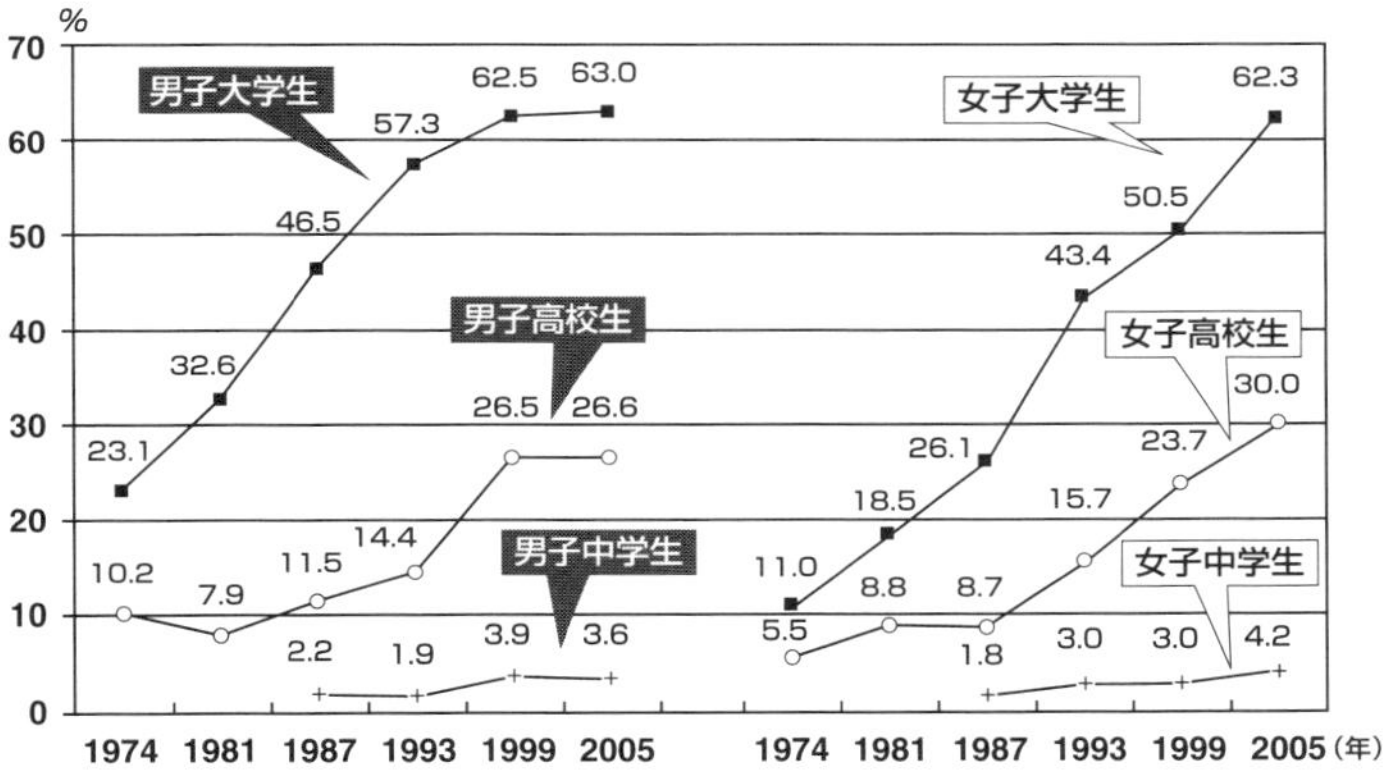

（注）1987年からは大都市・中都市に加えて町村部でも調査が行われた。
（資料）財団法人日本性教育協会による調査結果

れていることで、地域と密着することでおのずと予防医療が成立し、それが医療費抑制につながっていると思われます。

この予防という考え方は、感染症でもやはり重要で、たとえば、性教育の問題を取り上げてみましょう。二〇〇二年にＣＤＣ（アメリカ疾病予防管理センター）が出した性行為感染症のガイドラインの冒頭には、「医師などの医療従事者は性行為感染症（ＳＴＤ）の予防と治療にきわめて重要な役割を果たしている」と書かれています（これは二〇〇六年に改訂されました）。しかし、残念ながら、日本ではこのような認識をもっている医療関係者は多くはありません。

性教育はどこで行うか？　キープレイ

ヤーはすべて参画するのがよいでしょう。もちろん、家庭でも性について教育するのは重要です。

それと、学校の重要性も大きいと思います。性交渉をもつ機会が低年齢化していることを考えれば、小学校、中学校など、早いうちから学校がその教育を担うのが妥当でしょう。すでに現在では、「高校生になってから」というのは遅すぎると思います（図8）。

しかし、性教育が些末な機能論に終始しては、せっかくの人間教育の機会を失することになります。

危惧するのは、そういう深みのある教育のできる教師がいるのかどうかということです。教師はいるかもしれませんが、いまの日本の教育界ではそこまで手を出す余裕がない、というのが大方の本音ではないでしょうか。私が関与した中学校のほとんどが、性教育にかける時間は三年間でたったの一時間でした。これでは、「生きるとは何か」「性とは何か」「生命とは何か」という根源的なところから性の重要性について考えてもらうことは難しいと思います。

教育界が手薄なことばかりを非難していられません。医者のほうだって、誉められたものではありません。

基本的に医師がやっているのは、性行為感染症に罹ったり、「妊娠してしまった」あとの診療行為です。予防教育には診療報酬は出ないので、意欲のある人がボランティアでやることになります。

本来であれば、医療者はもっと健康教育、予防医療に参画するべきで、そしてそれが業務面でも報酬面でも評価されるべきでしょう。

いま、キャバクラに勤めたいという若い女性が増えているといいます（『女はなぜキャバクラ嬢になりたいのか』三浦展、柳井圭雄著）。たまたま私の外来に来た女性はそういう仕事に就いたばかりらしく、話を聞くと避妊の知識も、ＳＴＤを予防する知識も持ち合わせていませんでした。

彼女は高校を中退していて、在学中も性教育は全然受けておらず、退学したあともその機会がありませんでした。そこで、外来に来るたびに性についての話をしました。彼女のＳＴＤだけ治してさようなら、では不十分だと思ったからです。

外国の例でいえば、オーストラリアの家庭医は、妊娠前の女性に、妊娠した場合の教育をしています。オランダでもダブルメソッドといって、コンドームとピルの併用が推奨されています。

一方、日本では妊娠教育がないどころか、妊婦になってから風疹の抗体検査をしたりしています。本来、先天奇形のリスクのある風疹の予防については「妊娠の前に」行うのが基本です。前後が逆になっているのです。

医療機関は予防に積極的に取り組むべき

そもそも日本では、予防医学という考え方がまったく現場に定着していません。日本では、予防は保健所や検疫所（黄熱病の予防接種はいまだに検疫所でしか受けられません）の仕事と位置づけられています。

高度成長を遂げる前の日本であれば、たとえばしらみ退治を一斉にやるとか、そういう陣容で有益、かつ有効でしたが、個人主義が行き渡った現代ではもっと細やかな対処が必要です。

日本人にとって、保健所というのは遠い存在で、気軽に訪れる場所ではありません。地域のどこに保健所があるか、知らない人も少なくないでしょう。一方、医療機関は世界一アクセスがよく、気軽に受診できる環境が整っています。

肺炎球菌ワクチンを例に挙げてみましょう。肺炎球菌はどこにでもいる菌ですが、高齢で免疫力が落ちてくると、この菌で肺炎を起こします。ですから、六十五歳以上の高齢者、腎臓・肝臓・糖尿などの基礎疾患がある人、長期のステロイド使用やエイズなどで免疫力が落ちている人、脾臓を摘出した人などは、肺炎球菌ワクチンを打っておくほうがいいのです。ちなみに、アメリカでは六十五歳以上の人の六割以上がこのワクチンを打っています（二十三種類の肺炎球菌に効果があり、一度の接種でよい）。

これらの人々に共通しているのは、全員、通院している、もしくはしばしば病院に行っている、ということです。だから、医療機関こそが予防に積極的に参加するべきなのです。予防は保健所、治療は医療機関と分断する必要はありません。もっともっと両者が連携を取って、同じ方向を向いて仕事をしたほうがよいのです。だから、前述のＨＩＶ検査のような、保健所は無料で病院は有料みたいなダブルスタンダードを認めてはいけないのですね。

ヨーロッパやアメリカでは、基本的な予防接種は公的な医療保険でカバーされています。かならずしも「病気」に診療報酬をつけているわけではないからです。妊娠・出産も日本では「病気でないから」と医療保険外にされています。欧米とは根本的に考え方が違うのです。

潜在化しているニーズを顕在化させる

医療機関が予防医療を行う利点はほかにもあります。患者の隠れたニーズを引き出す効果がある、ということです。

ほとんどの人が「私には肺炎球菌ワクチンが必要だ」とは思っていないでしょう。一方、「禁煙しなきゃ」とか「やせなきゃ」という人は大勢います。「禁煙」や「ダイエット」は予防医学における重要なコンセプトですが、同時に一般の人にも了解しやすい「ニーズ」です。顕在化されたニーズだからこそ、あれだけ禁煙グッズやダイエット法の本が売れるのでしょう。

これに対し、肺炎球菌ワクチンの接種は、誰かに言われないと気づかないニーズ、潜在化したニーズです。だから、「プロの健康コンサルタント」たる医師が提案し、ニーズを引き出すべきなのです。

予防接種だけでなく、「患者の最大の支持者」(advocate)である医師は、中立的であってはいけないと思っています。「打ちたい人はどうぞ」ではなく、積極的に介入し、口説き、接種を促すのが医師の仕事です。「本人の自由ですから、たばこも吸いたければどうぞ」という医師の態度が不誠実なように。

患者さん中心の医療、という美しい言葉があります。しかし、これは患者さん任せの医療、というのとは違うと思います。

医師のあり方や態度がどうあるべきか、正確には私にはわかりません。現在もまだ模索中、といったところでしょう。

いまできることは情報を開示し、私の立場や意見を伝え、それが私の立場や意見であることをちゃんと話すことだと思います。「中立」を偽って私を隠してしまうのは、むしろ不誠実な態度なのかもしれません。

提言2 A PROPOSAL

医療は朝令暮改でいい

医療を信頼するとは

かつては、心筋梗塞のような心臓発作を起こしたら、しばらく寝ていないとダメだ、と医学の教科書に書いてありました。しかし、その後、心臓発作のあとは、できるだけ早く体を動かすようにしたほうが患者がよくなることがわかってきました。

このように、医学は常に進歩し変化し続けます。いま私たちが正しいと思って行っている「最先端の医療」も二十年後の医者の目から見ると、「非常識な時代遅れの医療」になるに違いありません。

しかし、現代に生きる医者であるわれわれは、現代の水準にすがるしかありません。だからといって、未来に卑下することもありません。

現代医学が脆弱で、いつひっくり返るかわからないとしても、科学的な根拠をもって最善と思われる方法を行っているからです。

その科学もたしかに脆弱かもしれません。ときどき、大きな問題も起こします。薬の副作用に、環境破壊に、交通事故、生物兵器や核兵器……。しかし、全体的に考えると、科学は私たちに大きな恩恵をもたらしました。この事実は否定できないでしょう。

昔の人は、いまよりもずっと短命でした。出産後の新生児死亡率もとても高かったのです。テレビもなく、インターネットもパソコンも携帯電話もなく、とても不便でした。私の実家は島根県の平均的な家庭でしたが、私が子どものころは、下水道がなく、水洗トイレがなく、クーラーがなく、ビデオデッキもありませんでした。配布物はガリ版で、こうやってものを書くのも手書きしなくてはなりませんでした。そんな不便な時代に誰が帰りたいと思うでしょうか。

なんだかんだいっても、私たちは現代科学の恩恵を大いに受けており、これを楽しんでいます。同様に、現代医学は、結果的には私たちにより健康な生活を提供しています。いまの日本人はがんや糖尿病に苦しんでいますが、それは、若くして結核や肺炎などで死ななくなったがゆえです。

「現在の患者の利益」に忠実に

私は、いま自分のやっている医療がどのくらい正しいかを知りません。将来にわたって知ることはないでしょう。

しかし、それで虚無的になったり、不可知論者になって、最新医学を無碍（むげ）に否定するのは健全な姿勢ではないでしょう。長い目で見て私たちは科学の恩恵をたくさん受けているのは事実なのです。そうではない、という主張もあるでしょうが、少なくとも私はクーラーもインターネットもない子ども時代に戻りたいとは思いません。

そして、ここからが大事な点ですが、もし私の行っている診療が将来まちがっているとわかれば、あるいは新しい医学知識が私の現在の診療を否定するようなものであれば、素直にそれを認め、これまでの診療方針を潔く捨てて、新しい診療方針を取り入れたいと思います。

私はむしろ、医者は朝令暮改でいいと思っています。朝に言ったことでまちがいがあれば夕べには訂正する、それが柔らかい賢者の知恵というわけです。

提言3 A PROPOSAL

ノイズの多い情報に振り回されずに薬を選ぶ

薬の広告で判断してしまう医者

病院や薬局を回って注文を取って歩く製薬会社の人間を、以前はプロパーさんといいましたが、いまはMRさん（Medical Representatives：医薬情報担当者）と呼ぶようになりました。名前はどうあれ、自社製品の営業をするのが、彼らの仕事です。

建前上は「医療従事者を訪問し、適正な情報提供をする」ということになっていますが、ほとんどのMRは製薬会社に所属しているため、当然、自社の製品を持ち上げ、欠点は過小に評価し、他社製品より優位性があることをアピールします。

CMに影響されて、ついふだん飲まない清涼飲料水を自販機で買ってしまったとか、いつも宣伝で目にする洗剤についい手が出てしまうということは、よくあることです。われわれの脳は外部の情報に自然と影響されています。

しかし、こと医薬品に関しては、MRの言うことを鵜呑みにするわけにはいきません。

ちなみに、私の科では、スタッフに製薬会社からの「製品説明」を聞くことを禁じています。外部講師の講演会をやるときも、MRによる前座の薬の説明（宣伝）はできるだけお断りしています。

誤解のないように申し添えれば、私はMRの仕事を否定しているわけではありません。彼らの立場からいうと、会社の先兵となって、必死に自社製品をアピールするのは当然だと思います。ただ、その情報は当然自社製品を大きく見せ、他社製品をおとしめるのが本質的な目的です。基本的に医学情報は教科書や論文、学術集会や専門家との対話が決めるべきで、MRの情報だけをよりどころに診療しているようではプロとはいえません。

ごく稀に、製薬会社に問い合わせないとわからない情報もあります。「その薬の販売量は？」「御社のAという薬の販売利益は？」といったビジネス的な情報が欲しい場合や、「錠剤を砕いて飲んだときの血中濃度は？」のような通常とは違う投与法について薬理学的データを求める場合などです。しかし、いまはMRの話を聞かなくとも、ほとんどの薬の情報はちゃんと探せばいくらでも手に入れることができます。

なかでも強く主張したいのは、薬のパンフレットを読んで、抗生物質を選ぶ材料にしてはダメだということです。それはプロモーション用のもので、誤解を招きやすい情報、かえって判断のじゃまになる「ノイズ」がいっぱいです。

たとえば、「胆汁移行性がいいから、○○製薬の抗生物質を胆管炎に使いましょう」とパンフレットに書いてある。MRさんもそう言います。しかし、胆汁移行性と胆管炎の治療効果にそもそも関係があるのかと調べると、そんなデータはどこにもありません。また、じつはほかの抗生剤も十分に胆汁移行性がよかったりします。MRは嘘はつきませんし、つけないようになっていますが、しばしば誤解を生むような、ときに意図的に誤解させるような表現をします。

病気を売る

ビジネスの世界では、つねにマーケットの拡大と、新たなニーズの開拓が求められます。企業は立ち止まったときが〝死〟を意味します。製薬会社も同じ欲動に突き動かされています。画期的な新薬が、そういうエネルギーのなかから生まれる一方、そう病気の数が増えるわけでもないので、つい「薬のために病気をつくる」といった逆転現象が起きます。

いままでは単なる検査値の異常ですませてきたものや、ストレスや性格上の問題として片付けてきたものを、「高血圧」とか「うつ病」とか「社会不安障害」(?)という「病名」

に変じれば、マーケットはその分拡大します。

アメリカでは成人の七人に一人は人格障害だという研究があります。そんなバカな、と思うかもしれませんが、精神科医の必携書といわれる『精神疾患の分類と診断の手引き』（DSM）を援用すれば、そういう高い率になるようです。

アメリカでは、処方薬をテレビで宣伝することができます。

「あなたの主治医に訊いてごらんなさい。クラビットを飲んで元気になれるかもしれませんよ」なんて、抗生剤を名指しで宣伝できるのです。

訴訟の多いアメリカの病院では、下手に正論を持ち出して患者との関係を悪くしたくないと考えがちで、相手の求めるとおりに抗生剤を処方します。

このように、病気がつくられ、治療薬が売られる、という構造ができてしまう。患者、医者、製薬メーカーの共犯関係ができてしまう。これが果たして健全な医療現場といえるでしょうか。

日本でもメタボリック症候群（メタボ）が話題になっています。耐糖能異常、高血圧、コレステロールが高くてお腹が出ている。あれはほんとうに病気でしょうか。それとも、恣意的に健診や薬や特保と呼ばれる健康食品を売るためにつくられたものなのでしょうか。一度考えてみてください。

提言4 A PROPOSAL
メディアと医療界の関係改善

耐性菌が出た＝悪い病院か

よく、マスコミが日本の医療を揶揄するときに、「三時間待ちの三分診療」という言葉を用います。これは、メディアによってつくられたキャッチフレーズであって、実際に調べてみると、三時間待たせる医師はまずいませんし、平均診療時間は大体十分前後だといわれています。こういうわかりやすい標語は気をつけたほうがいいでしょう。かならずしも真実を言い当てているとはかぎらないからです。

どこの国のマスメディアもいい加減なところはありますが、日本のメディアほど医療報道の質が低い国を私は知りません。表層ばかりを報道して、「なぜ」そのような問題があるのかまったくわからないのです。「アメリカの新聞を読むと謎が解け、日本の新聞を読む謎が深まる」というのが私の見解です。

たとえば、ほんの最近まで日本では医療事故が起きると「病院の怠慢」「医者の無能」といって非難されてきました。小松秀樹さんの『医療崩壊』（朝日新聞社）という本が世に知られるようになり、ようやく現在の医療問題が構造的な問題で、怠慢や無能だけが日本の医療現場をゆがめているわけではない、という理解が進んできました。日本の医療報道の質はここ二、三年で飛躍的に向上したと感じますが、小松さんの果たした功績が大きかったと思います。

さて、では感染症関係の報道はどうでしょうか。

新聞などで、「〇〇大学病院で耐性菌」「〇〇病院でMRSAの可能性」などと報じられ、耐性菌を出した病院を悪者扱いする風潮があります。まるで耐性菌の出た病院がひじょうに不適切な医療をやっていると言わんばかりです。が、それはまったく的外れの指摘です。そういった病院は、細菌を培養して調べているから耐性菌が出ていることがわかるのであり、じつはまっとうな病院なのです。

京都のある病院で、VREという菌が見つかって、マスコミが大騒ぎしたことがあります。VREというのは、先に触れたバンコマイシン耐性の腸球菌のことで、多くの抗生剤が効きません。それが発見されたのは、VREではないかと病院側が見当をつけて探したからです。ですから、この病院はむしろ、どちらかというとまっとうな病院の部類に入るのです。もちろん、ほんとうに調べてかつ耐性菌がいない病院、というのが理想的なのはいうまでもありませんが。

多くの病院では、耐性菌の有無を調べてすらいません。むしろ、最悪なのは「うちは、、、、、、、、、、耐性菌はまったくありません」という病院です。

一生懸命医療に取り組んでいれば、かならず耐性菌は出てきます。出ないとすれば、その医療機関がまともな医療を行っていないか、もしくは調べていないかのどちらかです。もし警察が、「この国には犯罪者は一人もいない」と言ったとしたら、その警察は全然機能していないということでしょう。それと同じです。

メディアはパニックを大きくする

メディアは表面的な事象に踊らされる傾向があります。鳥インフルエンザやSARS、タミフルなどでも、冷静さを欠いた報道がめだちました。

こと感染症にかぎらず、政治でも経済でも、本質をきちんと把握し認識したうえで報道がなされるべきで、日本ではどちらかといえば恐怖心をあおるような報道が目につきます。

何か問題が起こったときは、医療機関も情報公開に誠実に応ずるべきです。ところが、問題を掘り下げたり、本質的な議論がなされる前に、一斉にバッシング報道が起きるので、医療機関は貝のように口を閉ざしてしまうのです。

メディアは表層だけとらえ、センセーショナルな報道に終始することが多いのです。とくにテレビで、タレントふうのキャスターに訳知り顔で「この病院はけしからん」などと言われると、まじめな医療者ほど相手にする気になれなくなるでしょう。

ロンドン大学衛生学熱帯医学校大学院では、「メディアとのコミュニケーション」を単位として課し、医学生たちに体系だったトレーニングを義務づけています。イギリスでの狂牛病やペルーでのコレラ、前述したアメリカの赤潮のアウトブレイクなど、当時の医療機関とメディアの関係を分析したり、記者会見の様子や記者との対応のしかたを具体的にトレーニングさせるのです。

このような講座をはじめたのは、メディアとの接し方で、一般の人の病気への認識や対応が左右されるからだといいます。

たとえば、いま日本で新型インフルエンザが発生したら、きっとメディアは大騒ぎし、不安を煽るばかりでしょう。そのときに、いかに医師が冷静に正しい情報をわかりやすくメディアに流すか、それが大事になってきます。ふだんから記者の質を上げる努力をマスコミ側がやってくれていれば、こういう杞憂もなくなるのでしょうが。

メディアと医療界の不幸な関係を改善するためにも、メディアは冷静で理性的な情報を提供し、私たちも専門家として協力するというふうに、プラスの連鎖にしていかなくてはなりません。

論文を読まずに記事にする日本

さらに日本のメディアを問題点をいえば、彼らはわりといい加減に記事をつくっています。いい加減といって悪ければ、「わからないまま記事にしている」といいましょうか。私の実感としてはそうです。

ニューヨークタイムズの医療記事の多くは、「論文によれば、○○という薬が××という病気の治療に△△の効果がある」というところからはじまり、論文の作者の教授や識者に話を聞いていく……というスタイルです。

一方、日本の医療記事は「○○大学の××教授が△△を発見した。教授によると、□□という病気の治療に効果があるらしい。近々その論文が有名な雑誌に載る」というスタイル。

つまり、日本の記者は論文を読まずに、記事を書きます。これが普通の状態になっているため、論文を読む力がつかず、記事内容もいい加減になってしまうのだろうと思います。

炭疽菌が話題になったとき、その実態などまったく知らないまま、「結局、シプロは効くんですか」「マスクをしなきゃいけないんですか」というコメントだけを求める記者が実際にいました。これでは、私たち医師がどんなに努力して、わかりやすく説明したとしても、人々に冷静で正しい行動を促すような記事は書けないことでしょう。

提言5 A PROPOSAL

医者任せでは「負け組」になる

「嘘はついていないけれど不適切」

日本のマスメディアについて苦言を呈しましたが、もう少しだけ言わせてください。テレビの健康情報番組の功罪について触れておきたいと思います。捏造疑惑などがあって、その種の番組が下火になったので、そう目くじらを立てることもないのですが、テレビ、週刊誌などでつねにその種のいかがわしい健康関連情報が流される危険性があるからです。

それらの情報はまったくの嘘とは言えないけれど、説明や表現に誇張や紛らわしさがあり、専門家なら眉をしかめたくなるものばかりです。ある番組が、納豆の効能をでっちあげた「やらせ」をしたというので、打ち切りになったことがありましたが、あれは、けっして例外的なできごとではありません。むしろ、ほとんどの健康情報番組が、「嘘はついていないけれど」不適切な健康情報を垂れ流しています。

ほんとうは、私たち医者が、「ああいう番組はほんとうのことを言っていないんですよ。うかつに信じ込むと、むしろあなたの健康に有害ですよ」とうまく伝えればいいのですが、ここはわれわれの反省点なのですが、どうも私たち日本の医者はそういうことが苦手なのです。

一つには、医者が忙しすぎて、組織だって行動したり、社会的活動をする余裕がありません。「風邪には抗生物質は要らない」ということだって、医者がキャンペーンをはればいいのですが、それは「（私以外の）誰かにやってほしい」ことではあっても、自分で行動するという発想にはなれないのです。「どうせ言っても無駄」「相手にするのもばかばかしい」とクールなポーズを決め込む人もいます。

健康情報番組が流す情報が決定的にまちがっていて、きわめて害のあることなら、椅子から腰を浮かせて行動を起こす可能性もあるかもしれませんが、ほどほどの真実にほどほどの嘘を交えていて、それほどの害にもならないのであれば、重い腰を上げるには至らないのです。それよりは、目の前の患者のケアに全力を尽くすべき、と考えがちです。

そんなわけで、質の低い（あるいは悪い）健康情報が垂れ流しの状態です。

ちょっとだけ受け手の問題についても触れておきたいと思います。バナナが健康にいい、何がダイエットにいい、とテレビで言うと、スーパーの店頭からその品が瞬く間になくなるのだといいます。

素直というか、ナイーブというか、これだけ従順に動くなら、ある意図をもって煽動しようとする輩にとって、これほどやりやすい国民もいないかもしれません。

一度は疑ってかかる、世の中に奇跡なんてそうあるものではない、と醒めた目（普通の目？）で見てみる、という姿勢を失いたくないものです。

マユツバものの健康情報

あるビジネスマンのファミリー向けの雑誌で、母親がこぞって、「子どもに魚を食べさせました」「歯ごたえのあるものを食べさせました」「それで〇〇中学に受かりました」と言っている記事がありました。

有名私立中学に合格した子どものなかに、たまたま魚を食べたり、歯ごたえのあるものを食べているケースはあるかもしれませんが、その逆も真なりとはけっしてなりません。

ちょっと頭を働かせれば、そんなことは自明の理のはずなのですが、さて……と私は考え込んでしまいます。こういう人たちが、結局はあの健康情報番組を支えているんだろうな、と。

　それらの番組は常に、「○○を食べるだけでみるみる痩せる」「○○で高血圧が驚くほど治る」「○○で血液がさらさらになる」「○○を食べれば肌が見違えるほどきれいになる」と言い募っています。

　女性週刊誌には毎週のように新手のダイエット情報が載っています。毎週掲載されるということは、「これだ！」という決め手になるダイエット法がこの世の中に存在しないということの裏返しです。一〇〇パーセント確実なダイエット法というものがないから、毎週ネタになり続けているわけです。

　健康法にしても、「こうしたら健康になる」という新ネタが毎月毎月出てくるということは、逆にいうと、決め手になる健康法が世の中に存在しないことを証明しています。

　最近、いろいろなところで〝リテラシー〟という言葉を目にし、耳にします。そもそもは「読み書きの能力」を指したものですが、〝基礎学力〟といったニュアンスで使われることが多い言葉です。

　ですから、健康リテラシーといえば、健康に関する基礎知識をもっていること、あるいは健康に関する基礎知識、ということになるでしょう。私は、放送する側も、受け手側も、この健康リテラシーをもつようになればいいな、と思っています。

それは学校教育で学ぶことだろうと考えています。

さて、ではこのような健康情報番組や雑誌を正当に評価する簡単な方法があります。それは何でしょうか。

それは、データを全部開示してもらうことです。こんなにうまくいきました、みたいなよかった例だけでなく、薬や食品を試した人がどうなったか、全部データを出してもらいます。「実際には個人差があります」という小さい字がテレビのテロップに出ている場合は、「ではどのくらい個人差があるのか全部教えてください」と開示してもらいます。

もし、ある健康食品・健康グッズを売っているメーカーが、すべての情報を真摯に開示してくれ、そしてその効果が納得できたら、それはほんとうに試してみる価値があるでしょう。

外来が混むと医療が崩壊する

日本は世界でいちばん外来の受診者数が多い国です。われわれは、諸外国の何十倍もの患者を診なくてはなりません。ＯＥＣＤの資料によれば、日本は先進国の中で患者一人あたりの医者の数がもっとも少ない国の一つです。それが行き着く先は、「医療崩壊」です。

このような外来では、患者さんの言うことにじっくりと耳を傾ける時間をつくるのも大変です。

たとえば、アメリカなどでは保険会社が、「年に何回以上は外来に通ってはいけませんよ」などと牽制し、また制限しています。

外来が多く、しかも日本の医者は、アメリカの医者と異なり、「契約」よりも医者の良心を大事にします。プロ根性、プロ意識と言い換えてもいいかもしれません。それがために、来た患者をみんな診ようと無理をすることがあります。

アメリカの医者は、「規則でそうなっていますから」という理由で、予約なしの飛び込み患者を診ないこともしばしばです。心肺蘇生の最中でも、ランチタイムの時間がくれば、周囲の医者は食堂へと向かうことすらあるのです。

しかし、日本では多くの医師が、なんとか融通をつけて診療します。

良くも悪くも、日本の医者は規則よりも情念や良心に基づいて医療を提供することが多いのです。その分どうしても、長時間勤務、過剰勤務になりがちで、へとへとです。その良心ゆえに自らの首を絞めているとも言えます。その義侠心が、結局は患者さんとの時間を十分にとれない忙しい外来の遠因となっており、ある意味患者さん自身も犠牲者になっています。

健康リテラシー不足

必要がないのに病院に行く患者さんが多いことも、日本の病院が混む理由です。

何度も言うようですが、風邪やインフルエンザ、はしかや水疱瘡でも、たいていの人が病院に行きます。ちょっと具合が悪いといって、深夜に救急車を呼びます。

諸外国と比べて、日本の医療が安価であるのも理由の一つでしょう。医者が良心的で忙しくてもなんとか融通をつけて診療してくれるのも理由かもしれません。でも、そろそろこのような人の良心だけを資本にした医療も崩壊寸前です。このところ、病院で受け入れを断るところが出てきて問題になっています。これ以上は良心だけでは立ちゆかないのです。

お医者先生に「心配ない」と言ってもらわないと落ち着かない、そういう文化があります。しかし、無用な患者で外来が混めば、結局、その不利益は自分に返ってくるわけです。たとえば、風邪の季節などは、テレビスポットで「軽い風邪なら病院に行かなくても大丈夫」などの情報を流すことは、とても有効だと考えます。それで医療費がどれだけ浮くことか。類似の方法はフランスやベルギーでも実践されています。

学校教育でも、必要な情報を子どもに渡しておくべきでしょう。小さいうちに「お風邪でも病院に行かなくていいんだよ」と教えておけば、子どもはびっくりしてそのことをお母さんに自慢顔で話すはずです。

ヨーロッパはこの種の健康教育にひじょうに力を入れています。ドイツやベルギーでは、「風邪に効く薬はありません。鼻水、くしゃみ程度で、熱も三八度未満だったら、病院に行かずに自宅でしっかり休養と栄養をとりましょう」と学校で教えています。その結果、風邪程度ではそんなに受診しないので、外来が空き、ほんとうに医療が必要な人に十分な時間がとれます。

日本でも、兵庫県の県立柏原病院で「小児科を守る会」を地元の親たちがつくりました。子どもを守ろう、お医者さんを守ろう、というスローガンのもと、不適切な受診を控えて小児科診療の崩壊を防ごうとしたのです。不適切な受診を減らせば、必要な医療が受けられやすくなります。

日本の健康教育は感染症同様、国際的に二十年くらい遅れているのではないかと思います。「保健体育」という時間があっても、「保健」は名ばかり。小中高を通して健康教育はほぼゼロに近いというのが実態です。健康教育とは、「人間の体の仕組み」や、「おしべやめしべ」を教えることではありません。人間はどんな病気にかかる可能性があり、どうやったら予防になり、医療や薬はどのように使われるか、という実践的な教育です。

日本の教育現場にぜひ取り入れてほしいことが三つあります。それは健康教育、お金の教育、そして質問をする教育です。それは、日本では健康知識、お金の知識、そして質問力が圧倒的に足りない、というニーズに基づいた提唱なのです。

自分の健康を自分で守る意識が薄い

狭心症の薬を七種類飲んでいる日本の患者さんがいます。この人に、全部の名を挙げてください、と言って、二つ、三つ挙げられれば、まだましなほうかもしれません。

アメリカでもイギリスでも、どこの国の患者でも、自分が飲んでいる薬の名前や効能、可能性のある副作用をよく理解して飲んでいます。

「私はいま、高血圧でサイアザイドという利尿薬を飲んでいます。それから、コレステロールが高いので、スタチンという薬を飲んでいます。スタチンを飲んでいると、筋肉痛を起こすという副作用があると聞いています。そういう副作用が起きないか注意しています。ただ、過度に副作用を怖がってばかりいても駄目だと思います。実際の病気を治すほうが利益が大きいと説明を受け、自分でもそう思いますので、毎日飲み続けることにしています」

ごく普通の患者さんが医者である私にこう言います。

日本ではそういう人にはほとんどお目にかかったことがありません。正直、日本でこういう患者が外来に来ると、「この人、変わっているなあ」と思ってしまうくらいめずらしいのです。

薬については全部、医者任せ。薬の名前も投与量も効能も副作用もよく理解せずに使っています。医者をそれほど信頼してくれているのはありがたいことですが、ご自分の健康のことなんですよ、それでいいんですか、もしまちがいが起きたらどうするんですか、と思うわけです。

ぜひ、自分が「なぜ」「どの」薬を飲んでいるのか、その薬が何をもたらしているのか、医者や薬剤師に相談してほしいと思います。また、せめて自分の飲んでいる薬についてくらいは把握しておいたほうがよいと思います。

相手の理解度を見ながら話す訓練

もちろん、順番からいえば、まず私たち医者が説明責任を果たす必要があります。

つまり、その薬を出す理由、名前、投与量、回数、効能、副作用などを簡潔に、しかも患者の頭に入りやすいように説明する必要があります。あとで薬局で形状の写真入りの説明書が渡されますが、そのときに「ああこれか」と思い当たるような説明をしておく必要があります。

何よりも重要なことは、「自分の体のことですから、患者さん自身も病気や薬について勉強して、知識をもっていたほうがいいですよ」というメッセージを医者が出すことです。これを怠ってきたのは、われわれ医師の反省点でしょう。

日本の医者はあまり患者への説明が上手ではありません。慣れていないということもあるでしょうが、相手の理解度を確認しながら説明する訓練を受けていないのです。だから、一方通行の説明になりがちです。そこに専門用語をちりばめたら、ちんぷんかんぷんです。

最近、国立国語研究所が、難解な医学の専門用語を簡単な表現に言い換える試みをしました。こういう取り組みはとても重要なので、ぜひ今後も進めてほしいと思います。

日本の医者が忙しすぎることも、説明不足に輪をかけます。これを言い訳にしてはいけませんが、医療現場の現状は知っておいてほしいのです。

みんなが「勝ち組」へ

日本では、病院や医者や治療法を基本的に選ぶことができます。選択のための情報も探せば入手できますし、インターネットのおかげで比較的手に入りやすくなっています。

情報を収集し、咀嚼する能力がリテラシーです。

これからの時代、健康リテラシーがあるかないかで、健康における「勝ち組」「負け組」

が決まるのではないか、と思います。

格差社会でいう「勝ち組」「負け組」という二分法とは違って、医療においては、健康リテラシーさえ身につければ、全員が「勝ち組」になることができます。

誰かが勝つということは、誰かが負けなければならないと、かならずしも決めつける必要はないのです。

提言6 A PROPOSAL

医療の自由化を進める――シェアード・デシジョン・メイキング

情報を公開しみんなで決めて責任をもつ

医療には、さまざまな人がかかわります。患者、家族、医者、看護師、理学療法士、麻酔師、病理医、薬剤師……。忘れてならないのは、厚労省。診療報酬を変えれば治療に影響が出ますし、保険制度が変われば本人負担額が変わることもあります。

薬一つとってみても、行政、製薬会社、医師、患者それぞれが関係していることは、前述したとおりです。

私は医療を含めてさまざまなことが、囲い込みではなく、オープンな環境で、お互いにリンクを張りながら進んでいくほうがいいのではないか、そのほうが効率もいいし、精度も高いものができ上がるのではないかと思っています。

私は「シェアード・ディシジョン・メイキング」という言い方をしています。医療に携わる全員で一緒に決めていきましょう、ということです。

ここしばらく、「医療における主権は、患者にあるのか、医師にあるのか」という問題が議論されてきました。日本では従来、医師の「パターナリズム（父権主義）」が主流でした。その対極として出てきたのが、患者の希望を最優先するアメリカ的な発想の「患者中心主義」です。でも、私はどちらもまちがいだと思うのです。医師が勝手に決めるのも、患者がすべてを決めるのもよくありません。

デパートの店員なら、お客の好みであれば、内心はどう見ても似合わないセーターだと思っても、口では「お似合いですよ」と言わざるをえません。これが「お客様中心主義」ですが、それではほんとうにいいのでしょうか。

医療者は、患者の要望に沿わないことでも、医療上必要なことは言わなくてはなりません。プロとしてメリット（効果）もデメリット（危険性）もすべて情報を提供し、それに基づいて患者は要望や疑問を率直に出し、みんなで「シェアード・ディシジョン・メイキング」をする。みんなが同じ方向を向いて、同じ目的のためにそれぞれの専門性を生かしていくのが望ましいと思います。

医療行政についても同様です。関係者が全員、情報を分かち合い、決定に参加し、責任を持ち合う（これを「シェアード・レスポンシビリティ」という）のです。いまのような、情報は隠蔽、誰もが無責任、という構造をこれ以上許容してはいけないのです。

医療にリスクが付きものだとすれば、リスクを回避することも大事ですが、完全には除去できないことを前提に、つねに「どれだけのリスクがあるか」「リスクが現実になった場合にどうするか」という次善の策を講じておくことが大切です。

「リスクは回避するものではなく、管理するもの」と私が繰り返し言うのは、そういう意味です。

そのためにも、適切な情報の開示が必要です。それにはみんながアクセスできることが必須条件です。よい情報も悪い情報も、治療の方向性・方法を決める重要な材料なのです。

上意下達から同意横達へ、それぞれのセクションが自由度を高めていくことが必要です。医師は患者や医師以外の医療者を管理しすぎないようにする。行政も、明らかに犯罪性があるもの以外は、さまざまな規制で医療者を縛りつけないようにする。患者は納得のいくまで医師の説明を受ける。そして、決まったことには、それぞれが責任をもつ――このように、医療の現場ではトータルに、自由化ということを、支障のない範囲で行っていくことが必要だと思います。

「医師・患者」関係も人間関係の一つにすぎない

「患者さんではなく、患者様と呼ぶべき」という議論があります。でも、このような技術的な問題はことの本質とは関係ないでしょう。

患者さんに敬語を使わない医師がいます。不遜で無礼な医師かと思えば、まったくそんなことはありません。彼はその町で何十年も診療していて、その患者さんが子どものときからよく知っているのです。何十年という人間関係が築かれているのです。そのときに、「吉田様、おかげんはいかがでしょうか」なんて言われたら、「先生、ちょっと気持ち悪いです」と言われるかもしれませんね。「守くん、ずいぶん元気になってきたじゃないか」というほうがずっと吉田さんにとっては心地よい反応でしょう。

言葉遣いがどうあるべきか、患者に様をつけるべきか――こうした技術的な問題はどうでもよいのです。医師・患者関係が良好でお互いにとって快適なコミュニケーションの形がつくれればいい。その目的が達成できればそのコミュニケーションの形は健全で、そうでなければ直せばいいのです。

難しく考えることはありません。医師・患者の人間関係といっても、一般的な人間関係の延長線上にしかありません。医師・患者のコミュニケーションも、一般的なコミュニケー

COLUMN ドクターショッピングは患者にとって損

今日はA先生、明日はB先生と医者のはしごをする（これを、私たちの業界では「ドクターショッピング」という）と、皮肉なことに、得られる医療の質は下がってしまいます。

多くの国では、かかりつけ医を登録する制度を設けており、みだりにあちこちの医者にかかることができないようなシステムになっています。日本は、医療にかかる患者のコストは（国際的には）安価で、しかも自由に医者を選ぶことができます。

私は、患者が医者を選ぶ自由があることは、とても素晴らしいことだと思いますし、日本はとても恵まれているなあ、と思います。しかし、この自由が災いして、ドクターショッピングが横行していることもまた事実です。

質の高い医療にとっていちばん大事なのは、医者と患者の互いの信頼です。そして、その信頼の構築に欠かせないのが、長きにわたる安定したつきあい（これを継続的ケアと表現することもあります）です。ドクターショッピングが過度になると、この大事な信頼関係を損なってしまうことになります。

もちろん、行く先々で医者不信に陥り、やっと理想の医者に行き当たるということもあるので、ドクターショッピング全般を否定するものではありません。

もしかしたら、医者に適切な情報を渡していないのではないか、医者から言われたことの半分もやっていないのではないかなど、自己点検をしてみて、それでもなお目の前の医者が信じられないときは、新たな医者を捜すのも選択肢の一つだと私も思います。

ションの延長線上にしかないのです。普通に考えればいいのです。

たとえば、医師は患者に絶対に嘘を言ってはいけない、という主張があります。

そんなばかな。

あなたが、配偶者でも友人でも上司でもいいです。三日でいいですから、まったく嘘ゼロで、本音だけでコミュニケーションを取ったとしたらどうでしょう。ほとんどの人間関係は壊れてしまうのではないでしょうか。

医者は患者さんに嘘を言うに決まっています。もちろん、それは虚偽とか隠蔽とかだます、という意味ではありません。それは、人間のコミュニケーションに不可欠な「気遣い」です。それなくして良好なコミュニケーションはありえないのです。

「あの患者さん、全然俺の言うこと聞かないな、ふざけた奴だ」

「あの患者さん、太りすぎや」

「さっきの患者さん、けっこう美人だったな」

なんて、すべて本音を言ってしまうわけないじゃないですか。

「全然俺の言うことを聞かず、薬をちゃんと飲まない」と思っていても、「よくがんばっていると思いますよ、もう少しお薬が飲めるといいと思います」と、ポジティブな発言に巧みに直すのです。

だから、「俺は患者に絶対に嘘はつかない」という医者がいた場合、それはブラックジャックのように患者に辛辣なことをずけずけ言う本気で本音の医者か（そういう人は、ごくごくまれにいます。とてもいい先生のことが多いです）、自分が嘘をついていることに気がついていないか、単なる偽善者のいずれかです。

おわりに

AN AFTERWORD

最後まで読んでいただいたみなさん、どうもありがとうございました。

新型インフルエンザやＳＡＲＳ、狂牛病（ＢＳＥ）といったセンセーショナルな感染症についてはわりと報道されているのですが、感染症をとりまく問題点や難問についてはどうも伝わっていないなあ、というのが私の意見です。でも、それはわれわれ専門家の努力不足、工夫が足りないといったところが原因の一端でもあるでしょう。反省を込めてこの本を書いてみました。

専門家のエゴ丸出しに、世の中すべて感染症、だとか、感染症さえ克服すれば人は幸せになれる、なんて思っちゃいません。感染症を克服するのはほとんど不可能と断言していいくらいの難事ですが、たとえ仮にそれが可能になったとしても、世の中の重要な問題点や悩みごとはやはり残り続けるのです。世界からなぜ戦争はなくならないんだろう、とか、あの娘はどうしてこっちを向いてくれないんだろう、とか。みなさんの悩みや苦しみは感染症の克服くらいでは、とてもとても解決はしないと思います。

お気づきのように、感染症の世界の恐ろしさや、感染症の恐怖そのものに焦点を当てた本ではありません。むしろ、その感染症の世界をとりまく私たちのあり方、態度、考え方の問題点をできるだけわかりやすくえぐり取ってみたつもりです。そして、その問題点の構造は、おそらくは日本にあるほとんどすべての社会的な問題の構造とぴったり符合するのではないでしょうか。たとえば、勇気を要する仕事をしている人に限って、臆病である、とか。そのありようがわかれば、少しは異なる関係性が生まれるのではないかと思います。世の中そのものが変わらなくても、私たちの感染症の世界に対する視線や態度が変わるのではないかと思います。それでも戦争は続き、それでもあの娘はそっぽを向いていたとしても、です。

亜紀書房の分部恭子さん、この企画のきっかけをつくってくださった阿部唯史さんにこの場を借りてお礼申し上げます。

二〇〇九年一月十六日　神戸のオフィスにて

岩田健太郎

著者紹介

岩田健太郎（いわた・けんたろう）

神戸大学大学院医学研究科・微生物感染症学講座感染治療学分野教授。

島根県生まれ。1997年、島根医科大学（現・島根大学）卒業。沖縄県立中部病院、コロンビア大学セントルークス・ルーズベルト病院内科などで研修を受けたのち、アメリカ、中国で医師として働く。2004年、帰国し、亀田総合病院（千葉県）に勤務。感染症内科部長、同総合診療・感染症科部長を歴任し、2008年より現職。米国内科専門医、感染症専門医、感染管理認定CIC、渡航医学認定CTHなどに加え、漢方内科専門医、ワインエキスパート・エクセレンスやファイナンシャル・プランナーなどの資格ももつ。

『ワクチンは怖くない』（光文社新書、2017年）、『高齢者のための感染症診療』（丸善出版、2017年）、『インフルエンザ なぜ毎年流行するのか』（ベスト新書、2018年）、『新・養生訓——健康本のテイスティング』（共著、丸善出版、2019年）など、著書多数。


麻疹（はしか）が流行する国で新型インフルエンザは防げるのか

2009年3月2日　第1版第1刷発行
2020年4月13日　第1版第3刷発行

著者	岩田健太郎
発行所	株式会社亜紀書房 郵便番号101-0051 東京都千代田区神田神保町1-32 電話……(03)5280-0261 http://www.akishobo.com 振替　00100-9-144037
印刷	株式会社トライ http://www.try-sky.com
装丁	芦澤泰偉

ISBN978-4-7505-0907-5 C0036

高田礼人

ウイルスは悪者か——お侍先生のウイルス学講義

ウイルスは悪者なのか?　そう決めつけるにはまだ早い。エボラ出血熱、デング熱、新型インフルエンザなどをもたらし、時に人類にとって大きな脅威となるウイルス——。しかしそれは、この「生物ならざるもの」が持つ一面に過ぎない。ラボと世界各地のフィールドを行き来し研究を続ける著者が、その本質に迫る。